AF450550

EN PRIMERA LÍNEA: HÉROES CAJAMARQUINOS

Experiencias y reflexiones en tiempos de COVID-19

Lorena Judith Becerra Goicochea

EDIQUID

EN PRIMERA LÍNEA:
HÉROES CAJAMARQUINOS
Experiencias y reflexiones en tiempos de COVID-19
© Lorena Judith Becerra Goicochea
Editado por: Corporación Ígneo S.A.C
para su sello editorial Ediquid
Av. Arequipa 185 1380,
Urb. Santa Beatriz. Lima - Perú
Primera edición, abril 2021

ISBN: 978-612-48483-3-9
Impresión bajo demanda
Hecho el Depósito Legal en la Biblioteca Nacional del Perú N° 2021-02384
Se terminó de imprimir en marzo del 2021 en:
ALEPH IMPRESIONES SRL
Jr. Risso Nro. 580
Lince - Lima

www.grupoigneo.com
Correo electrónico: contacto@grupoigneo.com
Facebook: Grupo Ígneo | Twitter: @editorialigneo | Instagram: @grupoigneo

Diseño de portada: Oriana Vargas
Corrección: Yesenia Galindo
Diagramación: Dianora Gómez Nessi

Colección: Integrales

«Pero los que confían en el Señor renovarán sus fuerzas; volarán como las águilas: correrán y no se fatigarán, caminarán y no se cansarán»

Isaías 40: 31

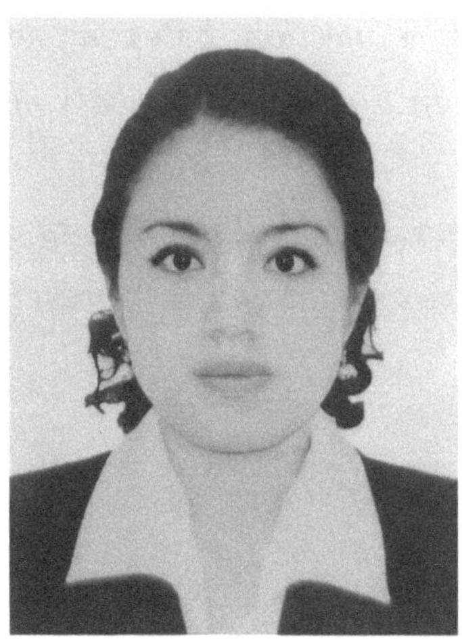

Lorena Judith Becerra Goicochea

Obstetra de profesión, con Maestría en Salud Pública y Doctorado en Ciencias, Mención Salud. Con especialidad en Obstetricia de Alto Riesgo

Egresada de la Universidad Nacional de Cajamarca.

Fue docente de la Universidad Nacional de Cajamarca.

Docente principal de la Universidad Alas Peruanas.

Premio al Mejor Docente 2017 y 2018 de la Universidad Alas Peruanas.

En su labor como investigadora y escritora ha publicado artículos científicos nacionales e internacionales y ha sido ponente en eventos académicos nacionales.

Algunos artículos publicados:

- *Hipertensión arterial inducida por la gestación: un enfoque fenomenológico, Cajamarca, 2012*
- *Identificación y uso desde el punto de vista técnico-científico de las plantas medicinales que se comercializan en la ciudad de Cajamarca*

- *Frequency and coinfection between genotypes of human papillomavirus in a population of asymptomatic women in northern Peru*
- *Variations in cervicovaginal microbiota among HPVpositive and HPVnegative asymptomatic women in Peru.*

AGRADECIMIENTOS

A los personajes que se encuentran en primera línea: médicos, enfermeras, obstetras, personal técnico de enfermería, personal de limpieza, policías, bomberos, personal de serenazgo, quienes han enfrentado y enfrentan esta pandemia.

A los familiares del Dr. Enrique Marroquín Osorio y del recordado maestro Almanzor Sáenz Casanova, por el aporte en la construcción de las remembranzas.

Al Sr. Antonio Caicay Llontop, por sus aportes en la construcción de la remembranza del Dr. Enrique Marroquín Osorio.

A todos y cada uno de los participantes, un agradecimiento profundo por compartir sus valiosas experiencias.

A Ynés Malaver Arana por las sugerencias al manuscrito.

A mi esposo Jorge y a mi hija Isabel, quienes son mi apoyo incondicional y mi fortaleza.

ÍNDICE

PARTE I

ENTREVISTAS A LOS VERDADEROS HÉROES

PARTE II

ALGUNAS REFLEXIONES

PARTE III

REMEMBRANZA A NUESTROS MEMORABLES HÉROES

LISTA DE SIGLAS Y ABREVIATURAS

IgG	Inmunoglobulina G
IgM	Inmunoglobulina M
EPP	Equipo de Protección Personal
UCI	Unidad de Cuidados Intensivos
UCIN	Unidad de Cuidados Intensivos Intermedios
MINSA	Ministerio de Salud
EsSalud	Seguro Social de Salud
ONU	Organización de las Naciones Unidas
UNICEF	Fondo de las Naciones Unidas para la Infancia
UVGI	Irradiación Germicida Ultravioleta
DIRESA	Dirección Regional de Salud
SERUMS	Servicio Rural y Urbano Marginal en Salud
UGEL	Unidades de Gestión Educativas Locales
DIREMID	Dirección General de Medicamentos Insumos y Drogas

INTRODUCCIÓN

Para intentar comprender el fenómeno de la COVID-19 en Perú, se deben conocer las estadísticas: en junio del 2020, el país se ubicó en el sexto lugar en casos de infección, presentando más de 268 602 fallecidos y 156 074 recuperados por esta enfermedad. Pero fue Brasil quien ocupó el segundo lugar de infectados en el ámbito mundial, con 55 054 fallecidos, 1 233 147 infectados, y 673 729 curados.[1] Para ello, muchos hospitales del Estado peruano se tuvieron que reconvertir y habilitar para la atención y complejidad de los pacientes.

Por otra parte, se presentaron hospitales colapsados con personal de salud agotado, lo que llevó a más de 5 400 trabajadores sanitarios al contagio por la COVID-19. En este contexto, la escasez de equipos de protección personal llevó a que estos trabajadores adquirieran con sus propios recursos mascarillas, mandiles y elementos de protección personal.[2]

En estas circunstancias, en los últimos meses y debido a las dificultades económicas, sociales y políticas que atraviesa el país, salió a la luz el verdadero rostro de la pobreza, la desigualdad social y los intereses políticos e individuales, dentro de una crisis sanitaria que no tiene fecha de caducidad.

En la primera parte del libro se presentan entrevistas originales de personajes que enfrentaron en primera línea la COVID-19. Cada uno de ellos relata las diversas situaciones por las que tuvo que pasar durante la pandemia y la forma cómo afrontó esta situación tan impactante para el ser humano.

Las entrevistas corresponden a la primera etapa de la pandemia por la COVID-19, entre los meses de mayo a diciembre del 2020, y muestran las condiciones en que la pandemia encontró la salud pública, la educación y a otras instituciones del Estado.

Conocer y entrevistar a cada uno de los personajes me ha permitido comprender que la COVID-19 no solo ha dejado huellas dolorosas en la vida de cada uno de ellos, sino que ha sacado a la luz su valiosa vocación de servicio, su generosidad y su compasión por los demás.

Cada una de las entrevistas contiene una prosa fácil y límpida, lo que permite comprender a los personajes, sus motivaciones, sus emociones, sacrificios y la adaptación a una dura crisis mundial.

En la segunda parte del libro se realiza una reflexión frente a esta crisis causada por la pandemia; para ello, pone como referente las experiencias de cada una de las voces que recoge este libro.

Finalmente, en la tercera parte del libro, con el propósito de rendir un homenaje a los fallecidos por COVID-19, se presentan dos remembranzas de personajes que dejan un vacío en los corazones de los cajamarquinos. Una de ellas está dedicada al Dr. Enrique Marroquín Osorio y la otra al recordado maestro Almanzor Sáenz Casanova, quienes han aportado a la salud pública y a la educación en Cajamarca, respectivamente.

PARTE I

ENTREVISTAS A LOS VERDADEROS HÉROES

ENTREVISTA I:

LO QUE HA DESNUDADO LA PANDEMIA

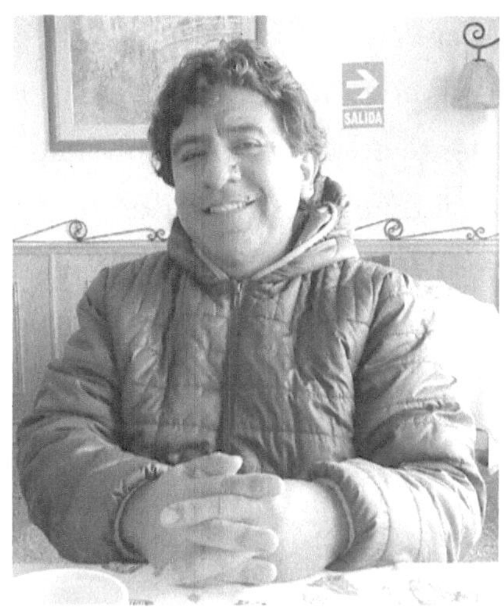

Dr. Luis Sánchez Azañero

Nació en Cajamarca. Es egresado de la Universidad Nacional de Cajamarca, médico de profesión, especialista en Medicina, Emergencias y Desastres. Responsable de la Unidad Especializada COVID-19, Hospital II-E Simón Bolívar, Perú.

Cajamarca ha sido una de las regiones que ha estado entre los primeros lugares en mortalidad materna. Como médico, uno se pone a investigar y encuentra la situación de que la gestante que vive en la «punta del cerro» llega al puesto de salud y está cerrado a las doce del día. Y si el puesto de salud está abierto, solamente está el técnico, la enfermera o la obstetra, y no se encuenta el médico, porque no hay plaza para él. Y si están los tres profesionales de la salud, ¡no hay ambulancia!, ¡no hay combustible! o ¡no hay chofer! Esto ha desnudado la COVID-19.

Haciendo un poquito de historia de esta pandemia, la Unidad Especializada de Salud en Cajamarca inicia sus labores el 19 de marzo de 2020. Recuerdo una llamada del Dr. Walter Enrique Vargas Rojas, donde me plantea trabajar en el área. Bueno, sinceramente lo pensé dos veces. Y en un instante llegaron esos chispazos, que me indujeron a pensar en mis padres. Uno debe siempre estar leyendo lo que está pasando actualmente. Me refiero a los factores de riesgo que afectan, principalmente, a varones mayores de cincuenta y cinco años, y a mujeres mayores de sesenta años, a hipertensos y a diabéticos.

Pensé en mis padres porque ambos son mayores de sesenta años y con factores de riesgo. Entonces, generé una película en mi cabeza: «Ellos se van a infectar y si eso sucede, ¿a dónde los llevo?», me preguntaba. Los imaginé en una camilla o en un pasadizo, cubiertos en un plástico y sin que los atiendan; igualmente, pensé en cómo los llevaría al Hospital Regional Docente de Cajamarca; ¡y claro!, como tengo amigos ahí, me los iban a recibir; al mismo tiempo, me los imaginé abandonados en un pasadizo. Luego, pude ver cómo mis padres se morían, y probablemente yo sería el único de la familia que podría apoyarlos. Nadie los iba a ver, ni en el velorio de cuerpo presente. Todo esto pasó en cuestión de minutos y fue lo que me impulsó a tomar la decisión de apoyar, no solo por mis padres, sino por mis paisanos.

Cuando llegué al Hospital Simón Bolívar, donde iba a ser la Unidad Especializada COVID-19, nada hubo. Solo era un pabellón, el cual estaba muy presentable y limpio.

Al empezar nuestro trabajo, convocamos a dos enfermeras que, para mí, fueron un apoyo fundamental en este período. Una de las enfermeras era de EsSalud y la otra del Hospital Regional Docente de Cajamarca. Las convoqué y empezamos a trabajar como equipo.

Comenzamos emitiendo documentos para solicitar apoyo. Siendo conocedor de la burocracia con la cual se ha trabajado, aunada a la corrupción, hizo que el proceso fuese lento. Ese no era mi objetivo. Significaba que las autoridades no habían hecho algo antes.

Emití documentos a la empresa privada y a la Cámara de Comercio de Cajamarca, a través de mi amigo Juan Carlos Mondragón. Tuve que requerir apoyo a Yanacocha, a Gold Fields y a los centros comerciales de Cajamarca.

Para empezar, Yanacocha fue la primera empresa en apoyar con equipos de protección personal, los que conocemos como EPP.

Algo que me sorprendía era que dentro del sector salud, y como grupo laboral mayoritario, no había enfermeras. Las buscaba, las llamaba y no hubo respuesta. Tuvimos que conversar con la decana y pedimos los números de teléfono del personal, pero nadie quería trabajar. «Todos tenían trabajo en ese instante». Durante ese tiempo había mucho temor, y era comprensible.

En ese momento, yo no contaba con enfermeras especializadas, teníamos infraestructura y camas; de ahí, nada más.

EsSalud Cajamarca, con la participación del Dr. Carlos Villanueva, trajeron cuatro ventiladores, y me pregunté: «¿Cómo nos íbamos a defender con cuatro ventiladores si somos un millón y medio de cajamarquinos?».

Haciendo un análisis estadístico, sacamos que, aproximadamente, 170 000 cajamarquinos iban a dar positivo a la CO-

VID-19; de ellos enfermarían un aproximado de 1700 cajamarquinos, y de esos el 25 % entrarían a Unidad de Cuidados Intensivos, UCI. De los cuales iban a morir cuatro a seis personas por día. Esa era la información que teníamos.

Conjuntamente con las autoridades, nos pusimos a investigar y sacamos una cuenta de 1700 camas necesarias para toda la región. A lo mucho hemos llegado a 700 y no para la COVID-19, específicamente; estas son camas que siempre hemos tenido en la región y que están ocupadas. En otras palabras: ¡Para la COVID no había camas!

No obstante, debíamos avanzar con la Unidad Especializada, iniciamos con doce camas, teníamos espacio para dieciséis. Definitivamente, dos camas para UCI, dos para UCIN y hospitalizaciones generales. Así, fuimos avanzando conforme llegaban las donaciones de Yanacocha o cuando el Estado nos traía los ventiladores.

Llegamos a tener dieciséis pacientes con ventilación mecánica, ni siquiera el Hospital Regional Docente de Cajamarca ha tenido ese número de camas. Éramos cuatro médicos de EsSalud, y del Hospital Simón Bolívar solo había dos médicos: un médico general y una médico oncóloga. De ahí, todos eran médicos generales nuevos.

Por otra parte, del 100% de enfermeras que ingresaron a trabajar, el 90% no ha laborado en UCI y el 85% ni siquiera había estado en un hospital. Esa es la respuesta que hemos dado aquí en Cajamarca y, pese a ello, nuestra mortalidad ha estado por debajo del nivel nacional. Hemos atendido casi 140 pacientes en la unidad y 31 fallecidos. Lo ideal hubiese sido un técnico por cada paciente.

Por consiguiente, tuvimos que capacitar técnicos en el uso del ventilador mecánico, básicamente acciones prácticas. Les manifestamos: «¡Si ese número baja –señalando el monitor–, me avisas!» De eso tengo varias anécdotas.

Cierta noche estando de turno, al colocarnos nuestros EPP, no teníamos experiencia ni antecedentes, y nos sentamos con las enfermeras para elaborar un protocolo del uso de EPP, porque esperábamos de la unidad tres objetivos: dar atención médica a los pacientes COVID, ser un centro de capacitación y ser un organismo rector de normas.

Por ejemplo, una de las normas que hicimos era el protocolo del uso de EPP. Elaboramos el protocolo de cómo atender a un paciente; de igual forma, elaboramos el protocolo de manejo de cadáveres y el protocolo de referencias de pacientes en estado crítico.

Una de las guardias, y estando con el EPP atosigante, fue un momento muy incómodo, puesto que subió el precio de los EPP y tenía que decirles a mis compañeros de trabajo. De aquí que sabíamos que trabajaríamos doce horas.

Colocarse el EPP era como colocarse un plástico y tenía que durar ese lapso. Por lo tanto, a falta de EPP, tuvimos que iniciar medidas drásticas para continuar nuestra atención y seguir trabajando protegidos. Esto significaba que si nos sacábamos los EPP para ir a los servicios higiénicos, teníamos que cambiar a un EPP nuevo y ya no había EPP para ponerse. Por otro lado, si yo salía fuera del ambiente, ya no había otro EPP para ponerme y tampoco quien hiciera mi labor. De esta manera, una de las estrategias por las que optamos fue laborar de doce a catorce horas por turno, y formamos varios grupos.

En otros lugares del Perú, tenía conocidos que estaban trabajando con pacientes COVID. Les formulaba preguntas sobre la parte asistencial y tratamientos; pero ellos manifestaban su problemática como un desahogo y yo tomaba ese desahogo como una oportunidad de ayudar; por ejemplo, cuando decíamos: «¡No podemos!»; por lo tanto, nos esforzábamos por conseguir objetivos de forma planificada.

Conversé con mis compañeros de trabajo tanto de enfermería como los técnicos de enfermería, les decía: «¡Nos adaptaremos! a esto se le llama 'adecuación fisiológica'. Vamos a empezar a disminuir el consumo de líquidos en nuestro turno, empezaremos a aguantar la orina hasta donde podamos llegar».

 Hubo muchos compañeros que comenzaron a usar pañal para no cambiar el EPP. Esto no fue tan importante para lo que pasó en adelante. Como consecuencia de ello, se presentaron más problemas, como escaldaduras, infecciones, entre otros.

En fin, una noche un técnico corre donde estaba haciendo mis anotaciones:

— Dr., el paciente está con 15.

— ¿Con 15 qué? —le dije.

— ¿No sé doctor? —me respondió.

Y me acerqué al paciente y estaba con quince latidos de frecuencia cardíaca. ¡El paciente estaba entrando en paro cardiorrespiratorio!

Esto se presentó porque el ventilador se había apagado, puesto que todas las instalaciones eran de la época de los cincuenta o sesenta, instalaciones que fueron construidas para el hospital antiguo de Cajamarca.

Cuando reclamamos, se hicieron los arreglos necesarios. Tuve el error de no ser perfeccionista, de no estar fastidiando a los electricistas y simplemente se hicieron canaletas, las cuales con el peso de los enchufes se iban despegando.

Al día siguiente, con el mismo paciente, una técnica se me acerca y me dice:

— Dr., el paciente está con 35.

— ¿Con 35 qué? —le pregunto.

— No sé, doctor. Solo sé que con 35 —me contesta.

Y me acerco y me doy cuenta de que estaba saturando 35% de oxígeno. El paciente estaba morado y el tubo traqueal se había tapado. Ese paciente ahora está vivo, neurológicamente competente, caminando y sano.

Estas respuestas, como médico, me llenan de satisfacción; por más que el ser humano tenga dinero, lo que enorgullece es ver a tu paciente sano.

Por otra parte, recuerdo una de las anécdotas también satisfactorias cuando llegué a Cajamarca en el 2007, como médico emergenciólogo. Trabajé en la Unidad de Cuidados Intensivos del Hospital Regional Docente de Cajamarca. Como consecuencia de que un colega renunció, me invitaron a trabajar en esa área. Como especialidades nos complementamos y nos apoyamos, yo recibo pacientes sumamente graves, los estabilizo y luego los paso a la Unidad de Cuidados Intensivos para que siga su tratamiento.

Ya llevo once años en esa área. Aquí, aprendí muchas cosas que no están en los libros, por ejemplo, cómo comunicarse con un paciente que está con analgesia profunda y, asimismo, aprendí a hablarles a todos mis pacientes.

Primero me identifico, luego le pregunto qué fecha es ahora, luego la hora, y agrego un toque familiar al saludo, como: «¡Papá, buenos días!» si es hombre; y si es mujer, «¡Mamá, buenos días!».

Esto lo digo porque en esta pandemia tuve una paciente que se moría. Le quitamos cero analgesia profunda, pero continuaba con ventilación mecánica, y no se despertaba para nada. Tenía poca respuesta para los estímulos dolorosos y susceptibles, apenas había algo de respuesta.

Esto nos preocupó a todos. Tuvimos tanta deficiencia de medicamentos, que hicimos todo lo que teníamos a la mano para tratar de tenerlos sedados a los pacientes.

En toda mi experiencia como médico emergenciólogo intensivista, nunca he utilizado tanto medicamento como en esta pandemia. Usamos el diazepam en infusión y varios medicamentos para tener al paciente dormido.

En este caso en particular, la paciente ya tenía cinco días sin despertar y sin sedantes. Se encontraba estable, solamente con el apoyo ventilatorio, pero no despertaba. Es ahí donde me acuerdo de mis pacientes no COVID del hospital. Le comencé a hablar:

— ¡Mamá, vamos! —le decía—. ¡Qué haces ahí echada!

De ahí, poco a poco, a los dos días empezó a despertar. Me miraba, cerraba sus ojos y volteaba a mirarme.

Hoy me da gusto que la paciente esté con su familia, en su casa y neurológicamente competente. Ha quedado con heridas, son úlceras, que irán sanando con el tiempo.

Hace una semana ha sido su cumpleaños y me ha invitado a celebrarlo. Me dijo que ya empezaba a recordar que alguien la llamaba «¡Mamá, ¡mamá!». Y me contó que se ponía a pensar: «¡Soy casada!, ¡tengo hijos!». Me manifestó también que ella sentía que no era la voz de su hijo y empezaba a reflexionar: «¿Quién diablos es este? ¿Adónde querrá llevarme?»

Este caso es una de las evidencias de una paciente viva; por eso, es importante comunicarse con el paciente en sedación, esto debe ser una rutina y ser parte de nuestro trabajo.

Por otro lado, sé que mi familia ha estado preocupada por mí. Mi esposa ha llorado mucho a escondidas para que yo no sienta su tristeza, su preocupación. Ella sabe que estoy hecho para esto, para servir a la población, me han formado para esto.

Durante esta pandemia me di cuenta de que podía contagiar a mi familia, y que yo era un probable vector, y lo acepté. Me tuve que aislar de mi familia desde el 8 de abril cuando tuve contacto con el primer paciente, hasta ahora no he regresado a casa por el peligro de contagiarlos.

Llegaba a la puerta de mi casa y saludaba desde lejos a mis hijos y a mi esposa por la ventana. Me conformaba con verlos sanos, que ellos me vean que estoy bien. Iba todos los días, religiosamente, desde lejos en la mañana y en la noche: Esto me ayudó mucho.

Este virus ha hecho cambiar nuestra manera de vivir, y, a partir de ahora, va a ser un elemento de nuestra vestimenta, de nuestro día a día. El contacto físico se va a limitar; quizás esto cause muchos problemas, porque tenemos una responsabilidad muy grande con nuestro planeta, con nuestra casa, esta que ya está respondiendo a nuestras actitudes.

Lo único que me queda decir es que cuidarnos es muy importante. Si tienes salud, tienes todo.

Por otro lado, la educación juega un rol fundamental en nuestra sociedad para el desarrollo. La limpieza y la organización de los servicios de salud deben ser parte de las actividades como comunidad. No solamente se debe esperar que las autoridades gestionen por nosotros, sino que nosotros también tenemos que involucrarnos.

Sin embargo, si nosotros le damos la espalda a los puestos de salud y solo estamos mirando al hospital más grande, al más bonito, porque ahí está el especialista, además de causar escándalo. Al dejar de reconocer el esfuerzo que hace el personal de salud en el Perú, estaríamos no solo perjudicándonos, sino destruyendo todo lo que hemos construido hasta ahora.

Me identifico con muchos trabajadores de salud que no son reconocidos en el país. Somos maltratados por los gobiernos de turno, los políticos y por la población.

En esta pandemia, por ejemplo, si usted visita los hospitales y ve afuera en la calle, la familia está esperando contagiarse y a veces uno como persona se pone en los zapatos de los demás que esperan ser informados. Te dicen: «¿Cómo espera que me quede tranquila si mi mamá está intubada?». Aquí también se evidencia la falta de organización, falta de propuestas para un fin común, para mejorar nuestra sociedad.

Cajamarca tiene tanta cultura, tanta belleza, tanta riqueza; entonces me pregunto: ¿por qué seguimos siendo la región más pobre? Y mi respuesta es: Algo está fallando, no nos estamos involucrando como sociedad.

Y como una reflexión: el trabajo en conjunto es posible. La solidaridad se ha visto, pero tiene que haber un mejor desempeño por parte de los políticos. El apoyo del sector privado ha sido oportuno, mejor y mayor. Si las autoridades hubiesen tomado el objetivo que nadie se muera, hubiese sido mejor. Acá en Cajamarca, muchos han sido arribistas, todos ellos manifiestan un logro y no saben de qué están hablando.

A nosotros, como personal de salud, nos duele muchísimo. No solo es salir en las pantallas o en la foto de que estoy inaugurando tal o cual cosa; finalmente son los resultados, el número de muertes, eso es lo que molesta, a mí particularmente.

Cuando me fui a Jaén, queríamos replicar lo que habíamos logrado en Cajamarca, el MINSA y EsSalud, las empresas privadas y el gobierno. Encontramos un gran hospital, y mejor que el hospital que tenemos acá, con más camas en UCI. ¡Claro!, desde mi punto de vista. Tenían equipos como ventiladores, los cuales ya estaban casi seis meses, bien empaquetaditos. Cuando empezó la pandemia, no los abrían porque no había potencial humano.

Una anécdota que me gusta contar es que el 22 de marzo –en mi desesperación por no haber encontrado recursos, y cuando nadie respondía, y nadie quería trabajar– le dije a una de las trabajadoras: necesito personal técnico. Entonces, ella me respondió: «No te preocupes, doctor, yo voy a traer personal». Y llamó a sus conocidos.

Cuando llegó el personal que iba a trabajar, solo vi un hombre y una mujer. Eran dos técnicos de enfermería y no me decían nada. Como vi que no hacían ni decían nada, les di órdenes para que ayudaran en el armado de camas eléctricas, y ellos empezaron a trabajar como hormiguitas.

Al día siguiente, la misma rutina. Ya se iba a terminar el día y no me decían nada, hasta se me había olvidado porque hubo tanta actividad que desplegar. Me pregunto: «¿Qué fue lo que pasó? Tenía que entrevistarlos». Finalmente, los entrevisté y el hombre me dijo:

—Yo, doctor, quiero trabajar.

—Déjame primero explicarte cómo es el trabajo —le respondí—, porque no quiero que se vayan cuando la plaza y el presupuesto esté con su nombre y luego me generen un problema administrativo, si tienen que presentar su renuncia y todo eso.

Pero, él insistía en trabajar. La mujer me escuchó mientras expliqué el uso del EPP, el uso del pañal por doce horas continuas, el hecho de no poder probar alimentos, porque tomábamos alimentos a las 7 de la mañana y luego a las 8 de la noche, porque con el EPP no podíamos salir a comer o a almorzar.

Luego, cuando el técnico entró en confianza, me dijo:

—A mí cuando me llamaron, estaba en Chetilla, justo en el sendero por donde estaba caminando y solo en esa zona había señal. Timbró mi teléfono y me dijeron que había una oportunidad de trabajar. Yo estaba pasteando mis ovejas.

Este técnico dejó las ovejas dispersas y se fue corriendo y le dijo a su papá:

—Encárgate de las ovejas, voy a ir a trabajar.

Él nunca había trabajado en un hospital, ni clínica, solamente había estudiado y había colgado su título. Tuvo que caminar seis horas aproximadamente, porque ya estábamos en cuarentena, para llegar a coger una combi y así poder llegar a la entrevista en Cajamarca. Y finalmente, llegó a la reunión al día siguiente.

Estas cosas, a uno como persona, nos llenan de satisfacción. A la semana, este hombre pedía entrar a UCI. En esta etapa, hay gente que sin tener ninguna experiencia ha respondido. Ojalá con el tiempo reconozcan en todos ellos su labor, su dedicación, porque son ellos quienes nos ayudaron a salvar muchas vidas.

En el mes de septiembre se tuvo que devolver la Unidad por temas políticos y presupuestales. Y gran parte del personal que conformamos parte de esta Unidad hemos ido al Hospital Regional Docente de Cajamarca. Y ahí estamos laborando entre Emergencia y Observación, en el quinto piso del hospital.

Algunos se han quedado en Simón Bolívar, otros han pasado a EsSalud. Se devolvió la Unidad, pero quedó la satisfacción de haber llegado a casi 100 trabajadores en el Hospital Simón Bolívar. Ahora se estabilizan a los pacientes y se refieren al Hospital Regional Docente de Cajamarca.

ENTREVISTA II:

LA RESPONSABILIDAD DE CUIDARNOS Y CUIDAR DE NUESTRAS FAMILIAS

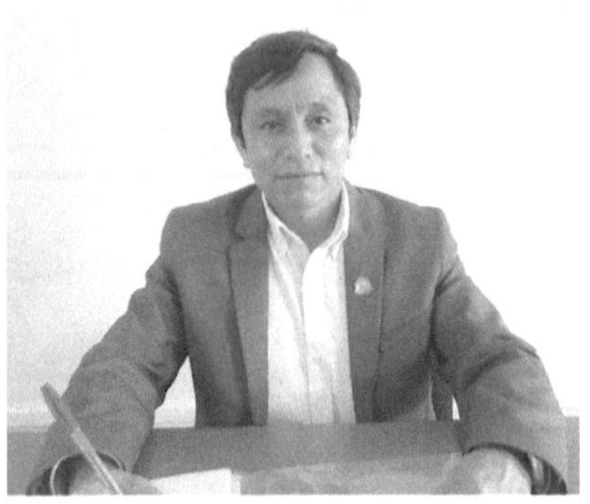

Jorge Enrique Bazán Mayra

Biólogo, microbiólogo, funcionario del sector salud. Actualmente, coordinador regional de la Unidad de Investigación en Salud. Past Director Regional de Salud Cajamarca, past Director Regional de la Oficina de Epidemiología – DIRESA Cajamarca. Nació en Chiclayo, egresado de la Universidad Pedro Ruiz Gallo de Lambayeque, Perú.

Con respecto a lo que estamos viviendo hoy en día, la COVID-19 es una enfermedad nueva. Para mí ha sido una gran oportunidad estudiarla. Esta enfermedad ha llegado a modificar nuestra forma de vivir y nos ha replanteado principios fundamentales de higiene y convivencia. En realidad, nos ha revelado un sistema de salud caótico, fragmentado, que no valora el potencial humano y que hasta ahora no se le ha dado el lugar que le corresponde.

Se ha podido reflejar un personal de salud que no ha tenido una capacitación continua y permanente en el tiempo. Por ende, ha sacado a la luz que la selección del potencial humano, sobre todo en los últimos 20 o 30 años, no ha sido la óptima.

No todo ha sido malo, sin embargo, la COVID-19 nos ha mostrado que la forma cómo vives, tus estilos de vida, tus prácticas saludables son ahora más importantes que el estereotipo que nos impone la actual sociedad.

La COVID-19 nos ha demostrado que el dinero, las propiedades, no sirven cuando una enfermedad mortal nos ataca y causa la muerte de muchos seres humanos. Esta pandemia ha comprobado que por más dinero que tengas, no te ayuda en nada. Lo que nos ha permitido sobrevivir ha sido la solidaridad de la gente, la ayuda mutua, la asistencia oportuna, las medidas preventivas y los estilos de vida saludables.

Por cierto, ha cambiado mi forma de vivir; empero, como biólogo sé que las medidas preventivas son esenciales e indispensables, y pongo énfasis en el «lavado de manos», por otro lado, el tema del distanciamiento ha sido nuevo para todos, que como peruanos estamos acostumbrados a abrazar y a compartir momentos importantes junto a nuestros seres queridos. Esto nos ha costado mucho, y hemos tenido que acostumbrarnos.

A propósito de la bioseguridad, no ha sido novedad en mi caso, puesto que he dado charlas y conferencias como docente universitario, inculcando a los alumnos a poner en práctica las normas de bioseguridad.

Precisamente ahora, ha sido importante para las personas conocer todos estos principios de convivencia y adaptación a la COVID-19. Al analizar la fragilidad del ser humano frente a esta enfermedad silenciosa y oculta, nos damos cuenta de que nuestra vida puede estar en riesgo en cualquier momento. Hemos aprendido a dar un valor especial a las acciones que realizamos y a dejar las que verdaderamente nos quitan el tiempo y que no llevan a nada bueno.

Además de esta enfermedad de la COVID-19, desconocida para todos, hemos tenido que afrontar conjuntamente con otros profesionales de la salud el brote de la influenza, que es otro virus respiratorio. En esta circunstancia, asumí que el manejo de la COVID-19 iba a ser similar. Entonces lo que hicimos fue aprovechar los medios de comunicación para informar a la población acerca de las medidas de prevención.

Al mismo tiempo, había llegado el momento de comprender que ¡el temor pudo más que la razón! La población llegó a desesperarse. Como funcionario tuve que tomar decisiones técnicas.

Sin embargo, se pudo evidenciar la discriminación al personal de salud, a las personas con COVID-19, e incluso hubo falta de compromiso por parte de los trabajadores en «ir a casa y no querer retornar al trabajo», aprovecharse para hacer cuarentena y no venir. En particular, hay gente que está cómodamente en su casa y no ayuda sino critica. A pesar de todo, se ha tenido que realizar un arduo trabajo en favor de nuestros hermanos cajamarquinos.

Por otra parte, hubo normas planteadas por el Ministerio de Salud, como, por ejemplo, el uso de guantes de manera masiva, al cual me opuse desde un inicio, porque era un foco de infección. Otras ideas como el uso de túneles de desinfección. Todo ello fue utilizado ciegamente por la población. No obstante, el Ministerio de Salud corrigió rápidamente.

He tenido que revisar varias investigaciones acerca de la COVID-19 y hacer punto y aparte con críticas constructivas en las cuales he abordado las pruebas rápidas y temas que apoyen al diagnóstico de la COVID-19.

Por otro lado, se adoptaron pediluvios en los centros de trabajo, centros comerciales y en las casas, lo que no es importante en el caso de la COVID-19. Sin embargo, se rescatan las buenas ideas como las medidas preventivas que el Ministerio de Salud adoptó finalmente, por ejemplo, el uso de mascarillas de manera correcta, el lavado de manos por más de veinte segundos, el distanciamiento social y el mantenimiento de los ambientes ventilados. Eso ha sido uno de mis mensajes desde un inicio, el cual se ha visto fortalecido con normas técnicas a futuro.

El Ministerio de Salud ha ido corrigiendo varias normas para la prevención de la COVID-19. Somos seres humanos y nos equivocamos. Se equivocó la Organización Mundial de la Salud, pero gracias a Dios, ahora ya existe más información, mayor conocimiento. A pesar de nuestra lucha contra la COVID-19, existen grupos pequeños dentro de la población que no han entendido el arduo trabajo y el sacrificio que ha costado disminuir los índices de mortalidad por COVID.

Con el apoyo interinstitucional entre la DIRESA y el Gobierno Regional se ha podido impulsar la construcción e implementación del laboratorio de biología molecular que, gracias a Dios, ya lo tenemos para el servicio de nuestra gente.

Uno de mis grandes sueños es la creación del Instituto de Investigación en Salud en nuestra región. Este serviría de mucho para que Cajamarca tenga a su servicio grandes proyectos de investigación científica. Lo que queremos es que el Instituto sea un centro que congregue a cualquier cajamarquino, o no cajamarquino, que aporte ideas constructivas e innovadoras y con evidencias científicas. Creo que el Instituto Regional de Salud Pública es un sueño que debo aprender a esperar que se haga realidad.

Uno de mis grandes retos fue asumir la Dirección Regional de Salud. Le agradezco al gobernador por este cargo. Dentro de los compañeros, hubo gente que brindó plenamente su apoyo; también se lo agradezco. Por otro lado, me sentí solo porque a veces te encuentras con personas que no piensan igual que tú. Y muchas veces lo que uno se propone no se puede llevar a cabo por falta de ese apoyo tan primordial en la gestión.

Quise transformar la DIRESA y hacerla menos burocrática, más moderna, más digital. Esto significaba un proceso largo de tiempo; pero, las condiciones no se dieron. Espero que este sueño se pueda concretar a futuro, con personas que me encuentre en el camino, y se puedan realizar los cambios modernos que necesita Cajamarca.

Por otra parte, también me sentí afectado por la COVID-19, tuve familia contagiada en Chiclayo, y no pude ir a verla; la preocupación de poder perder a un familiar, un ser amado, ha sido grande. Tuve que acudir a la comunicación virtual para poder conversar con ellos, y aconsejarles acerca de cómo deben prevenir la enfermedad.

Me preocupó mi madre, porque es una persona de riesgo, y me identifico con la población que ha sufrido esta enfermedad o que tuvo un familiar grave. En ese momento entendí que cualquier cosa pudo suceder y simplemente era prepararme, nada más; porque la muerte es parte de la vida. No obstante, mientras se puede hacer algo por nuestros seres queridos, hay que hacerlo; y si se puede vivir lo más digno posible, hay que hacerlo.

Hoy en día, la tranquilidad ha vuelto a mi hogar, pero esta pandemia no acaba. Creo que debemos seguir inculcando a nuestras familias las medidas de prevención, así como los valores, porque finalmente lo que tenemos es nuestra familia y debemos estar unidos en momentos como estos; cualquiera de nosotros puede enfermar y obviamente su apoyo es importante.

Una de las motivaciones en mi vida es mi familia y es ella la que me ha permitido afrontar la enfermedad. También son las enseñanzas que he recibido de mi hogar, especialmente de mi abuela, quien me ha inculcado el amor a Dios; gracias a ella, soy creyente.

Todos tenemos temor al llegar a casa. Siento ese temor por la salud de mi familia, mis hijos y mi esposa; pero rescato algo muy bonito, aunque mis hijos sean pequeños, ellos comprenden cómo cuidarse de la COVID-19.

Lo que más me motiva e inspira es cuando me dicen antes de salir a trabajar «¡Cuídate, papá!», eso me motiva. Porque dentro de mis labores diarias viajo a provincia, a hacer la vigilancia de esta enfermedad. Sé que estoy expuesto, pero debo cumplir con mi labor.

Tenemos la responsabilidad de cuidarnos y de cuidar a nuestras familias. Las medidas preventivas están muy claras y las tenemos que cumplir; pero también tengo muy presente la protección de Dios. Solo Él sabe hasta cuándo continuaremos con vida. Si me toca irme, será realizando mi labor en favor de los más vulnerables.

Finalmente, la gente se tiene que cuidar y debe mantenerse bien informada. La actitud y la intención de quererse a uno mismo y a los demás nos llevará a sobrellevar esta situación y colaborar en mayor medida a prevenir la COVID-19. Esta enfermedad de Coronavirus pasará. Seguramente, vendrán otros virus y existen aún enfermedades que no han desaparecido y que estamos ignorando.

Descartemos la información basura que no hace más que dañar y perjudicar la salud mental de la población. Llenémonos de cosas buenas y no de cosas malas. Seamos selectivos con la información que recibimos de los medios, y llenémonos de información que contribuya a la buena salud.

ENTREVISTA III:

UN EQUIPO DE PROTECCIÓN PERSONAL ADECUADO

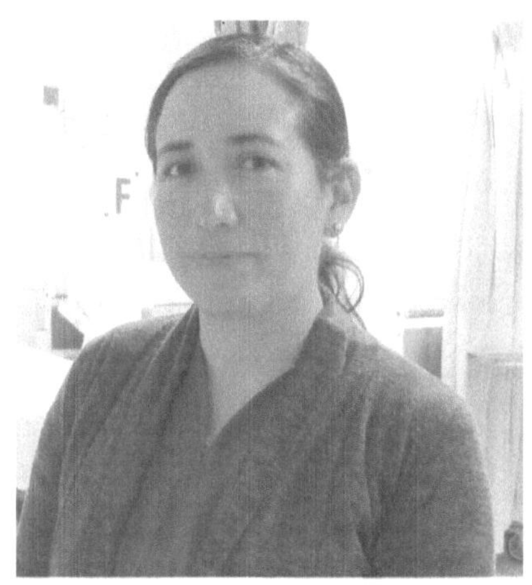

Dra. Carmen Elizabeth Sánchez Alfaro

Nació en el Centro Poblado de Cochán Bajo, distrito San Silvestre, provincia de San Miguel – Cajamarca. Especialista en Ginecoobstetricia. Hospital Regional Docente de Cajamarca, Perú.

La COVID-19, como sabemos, es una enfermedad viral infecciosa que básicamente afecta el sistema pulmonar. Nos causa mucha inflamación respiratoria, por ende, una fibrosis pulmonar y finalmente una neumonía que nos puede llevar hasta la muerte.

Yo vivía en Cajamarca con mi mamá, mi hijita y mi esposo. Pero ante esta pandemia mi mamá tuvo que regresar a Cochán, donde yo he nacido. Para esto, tuve que analizar la situación que estábamos viviendo. Y el lugar más seguro para ella, porque es una persona adulta que tiene 67 años, era mi casa. Entonces será un factor de riesgo para mi madre tenerla acá conmigo; y como mi niña se ha pegado tanto a ella, me pidió estar con su abuelita. Porque quiera o no, ella ya entiende que tengo que seguir trabajando.

Realmente fue muy difícil alejarme de mi hijita y también de mi mamá. Por otra parte, mi padre es una persona con morbilidad, sufre de presión arterial alta y tiene un problema asmático; por consiguiente, él tenía que estar en un lugar muy seguro. Y lo más seguro que veíamos en estos momentos era volver a casa. Esta es una enfermedad nueva que no conocíamos. Decidimos que ellos se tenían que regresar allá, a nuestro caserío. Ahora están allí protegidos, no los he podido traer, ni compartir con ellos, por la misma coyuntura.

Definitivamente, uno como profesional, como persona, siempre tiene objetivos y metas por alcanzar. Por ejemplo, este año decidí postularme al doctorado, ingresé, pero todo se quedó ahí. Después de ocho largos meses, recientemente estamos iniciando la primera clase. ¡El tiempo se ha perdido! Bueno, también nos ha enseñado a valorar lo que tenemos y a ser felices con lo poco que tenemos.

Durante esta pandemia hemos tenido muchas dificultades; lo primero es que los pacientes de ginecología, que es un área de mucha demanda, con tantas pacientes obstétricas como ginecológicas, no han sido atendidas en consultorio externo y muchas que llegan con complicaciones de moderadas a severas. En consecuencia, hay demasiadas pacientes que se han quedado sin sus cirugías electivas y que no se les ha podido solucionar sus problemas. Por lo mismo, solo atendemos emergencias.

Hoy contamos con un hospital COVID, pero no teníamos EPP. Al no contar con estos implementos, nos hemos visto tal vez limitados en atender a los pacientes; aun así, lo hemos hecho. Y tal vez nos podíamos haber infectado, porque no teníamos la prueba de descarte para los pacientes y para nosotros mismos. Entonces, esta situación la he visto como una gran limitante.

También nos enfrentamos a una realidad, un hospital sin áreas diferenciadas. No somos hospital COVID, somos hospital referencial de la región. Entonces, pienso que se hubiesen tomado las medidas necesarias, pertinentes y oportunas, en poder diferenciar las áreas. Eso hubiese mejorado la capacidad resolutiva; porque, definitivamente, el hospital COVID de Simón Bolívar, con su rango II-1, no podía solucionar todo. Mientras tanto, aquí en el Hospital Regional Docente de Cajamarca, vamos a tener sobre todo a los pacientes críticos.

Por esta razón, el flujo debe estar normado. Ahora lo atendemos, eso sí, con mucha dificultad. Pienso que es muy tarde, al inicio han costado muchas infecciones, bastantes en compañeros de trabajo expuestos; así como, en nosotros mismos.

Las pacientes COVID, las que llegan acá, al Hospital Regional Docente de Cajamarca, son mayormente pacientes críticas. En algunos turnos me ha tocado verlas. Por ejemplo, hay pacientes de UCI en hospitalización. Han sido pacientes que, tal vez por el mismo embarazo o por la misma enfermedad de la COVID, se han complicado un poco más; otras ya tenían complicaciones propias del embarazo. A esto se agregó la COVID. Muchas han tenido afectados los pulmones, y eso les ha complicado día a día. Incluso, a muchas de nuestras pacientes les ha costado la vida.

Bueno, he atendido numerosas pacientes críticas. Las recibí en mi turno. Tuve una paciente con eclampsia COVID positivo: Posiblemente hizo un accidente cerebrovascular; al final, no se pudo diagnosticar si era hemorrágico o isquémico, o qué tipo de afección, puesto que no tenemos tomógrafo.

Un tomógrafo es indispensable sobre todo en estos tiempos de la pandemia, ya que permite que el diagnóstico sea más oportuno. Tenemos el tomógrafo averiado, y creo que es una limitante para la continuidad de la atención.

Nosotros hemos tenido pacientes con neumonía de moderada a severa. Pacientes gestantes a término del embarazo. Y cuando nosotros las hemos operado, por el mismo efecto mecánico de la compresión del útero a los pulmones, pues esas pacientes se han recuperado pronto. Entonces, esas personas que les falta el aire, que viven con la ansiedad de que ya se ahogan y sienten que se están muriendo, cuando se operan, pues, mejora la circulación pulmonar. Su mejoría es tan drástica que dicen: «¡Doctora, gracias, ha salvado mi vida!, ¡no podía respirar!». A veces solamente es por el efecto mecánico de la compresión de la barriguita.

La verdad es que hay casos que nos alientan, pacientes que entre los dos a tres días ya están de alta; están en su casa y que al inicio estaban con cuadro de neumonía severa.

Definitivamente, esta pandemia es una carga mental, tan solo el hecho de pensar que estás haciendo lo mejor por una paciente que muchas veces llega grave para una atención. Y muchas veces, no sabes si estás al frente de una paciente COVID, o no, puesto que la prueba dura alrededor de 30 minutos: primero se hace la orden, luego es llevada al laboratorio; allí se toma la muestra, se lo procesa y, finalmente, te entregan el resultado.

Muchas veces somos nosotros quienes tenemos que afrontar este tipo de pacientes.

En numerosos casos, no teníamos un EPP para evaluar a todas las pacientes. Sí tenemos una protección, tal vez, con la máscara, con la careta, con un mandil; pero, no un EPP adecuado. Después te enteras de que la paciente es COVID positivo y es IgM, y está con toda la sintomatología, que es propiamente de la COVID.

En este momento, es muy difícil para nosotros. «¿Y ahora?», te preguntas. Te pones a pensar si estás o no infectada. Y lo más triste es que no solo tú te puedes infectarte, sino que vas a infectar a tus compañeros de trabajo, a los demás pacientes, o tal vez a tu familia.

Yo creo que todas las cosas pasan por algo y, cuando pasan, hay que saberlas asumir de la mejor manera. Hay tomar las cosas con bastante tranquilidad, bastante calma.

La calma nos ayuda a tomar mejores decisiones frente a cualquier cosa que tengamos o cualquier problema. No siempre debemos actuar con las emociones encontradas, sino pensarlas, analizarlas y ahí encontrar la mejor salida; porque, muchas veces, nos encontramos con todas las emociones juntas, y, en esa situación, nunca se van a tomar buenas decisiones.

ENTREVISTA IV:

RECOGIENDO LA EXPERIENCIA DE OTROS HOSPITALES

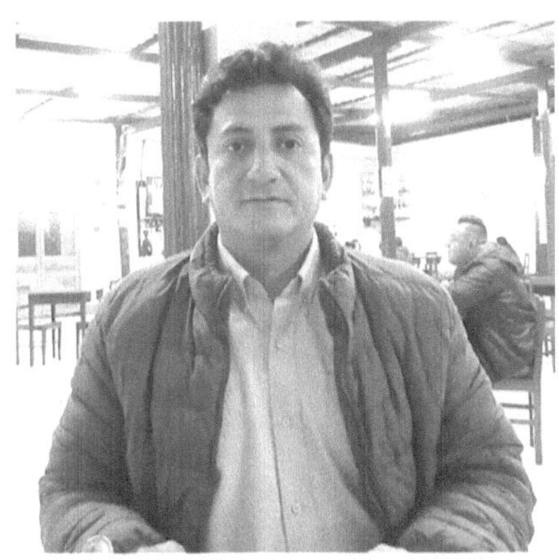

Dr. Gilmar Fidel Azañedo Quilcate

Nació en Guadalupe, provincia de Pacasmayo. Ha egresado de la Universidad Nacional de Cajamarca. Tiene estudios de postgrado en Medicina Ocupacional del Trabajo. Es el Director del Hospital COVID-19 Simón Bolívar de Cajamarca, Perú.

Bueno, la COVID-19 principalmente fue un reto muy grande. Este año estuve al frente, direccionando al hospital COVID Simón Bolívar de Cajamarca, el que fue denominado así por decisión de diferentes colegios y también como una estrategia de nuestras autoridades para poder y hacer las contingencias en este establecimiento a pacientes con la COVID-19.

Nosotros ya teníamos más de un año en la dirección del hospital y con objetivos claros y precisos en cuanto al mejoramiento en la infraestructura, equipamiento, recurso humano y la organización misma. Al inicio tuvimos dos objetivos principales en nuestro hospital, dirigidos en el eje materno-perinatal y también hacer la contingencia de las emergencias de nuestra ciudad de Cajamarca.

Nosotros, como gestión, nos planteamos dos objetivos muy claros y bien definidos: uno de ellos era evitar o minimizar el riesgo de contagio por la infección de la COVID-19 y la otra, atender y tratar a los pacientes COVID. Ahí concentramos todos nuestros esfuerzos.

Nosotros en salud ocupacional nos preparamos para minimizar los riesgos con diferentes controles: uno de ellos ha sido la implementación y señalización de zonas de riesgo donde habíamos evaluado y catalogado los que tenían mayor exposición a aerosoles; también, la implementación con vestuarios para que los trabajadores se puedan cambiar y colocar sus EPP en áreas definidas estratégicamente. Todo ello en favor de que el personal ingrese a sus unidades laborales, siguiendo el flujo de atención.

Aplicamos controles administrativos, como capacitaciones básicas al personal sobre el uso del EPP, sobre la exposición frente al paciente COVID.

Se implementó la señalización de pasadizos para que los pacientes puedan transitar por un lado y los trabajadores por otro, para evitar el contacto. Tuvimos que aprender a no caminar en paralelo, sino en línea, para poder evitar el contacto entre los trabajadores, y, por último, los controles que implementamos fueron las normativas de los EPP, las cuales fueron actualizándose con el transcurso de la enfermedad.

Todo esto ha sido implementado recogiendo la experiencia de otros hospitales como los del Sur de Italia. Para todo esto, hemos tenido el gran apoyo de un equipo humano de profesionales de la salud que están en otros países, así como de los diferentes gremios, y también de colegas de la ciudad de Lima que son especialistas en salud pública. Y en lo concerniente al control de infecciones intrahospitalarias, recibimos la asesoría para implementar mejores estrategias.

Nosotros siempre hacemos todo lo posible para que nuestro hospital siga creciendo, tanto en infraestructura como en equipamiento y recurso humano. Creo que debe de ser el otro hospital que Cajamarca necesita para poder realmente descongestionar el Hospital Regional Docente de Cajamarca. Como su nombre lo dice, pues, recibe las referencias de toda la región cajamarquina y los casos de mayor complejidad.

Todo esto fue planteado hace muchos años por los diferentes trabajadores del Simón Bolívar. Yo creo que estamos muy cerca de lograrlo y nos sentimos también con bastante responsabilidad. Fue un reto porque cuando nos asignaron en el mes de abril con un acta resolutiva el hospital COVID de la región Cajamarca sentíamos que estábamos logrando nuestro objetivo; pero recaía sobre nosotros la responsabilidad de ser el hospital prácticamente con el mayor rango para hacer frente a esta epidemia.

Nosotros, como Hospital Simón Bolívar, no somos una unidad ejecutora, dependemos específicamente de la Red II Cajamarca y de la Dirección Regional de Salud. Entonces, desde un inicio de la pandemia nos dio el tiempo para implementar los pabellones del antiguo Hospital Regional Docente de Cajamarca, para poder colocar ahí la Unidad de Cuidados Intensivos.

Al inicio de nuestra gestión, en el año 2019, éramos 150 trabajadores, pero con la llegada de la pandemia y por cuestiones del miedo y el desconocimiento que teníamos sobre el virus, muchos trabajadores tuvieron que ir a casa. Unos por el cumplimiento de la ley, porque tenían factores de riesgo, tuvieron que salir del hospital; otros pidieron su licencia y algunos solicitaron su desplazamiento a otros establecimientos de salud. Entonces, nos quedamos alrededor de 100 trabajadores. En tal sentido, este equipo mermado hizo frente a esta pandemia y, con base en los requerimientos, esto nos favoreció por el decreto de urgencia que dio el Gobierno para poder incrementar los recursos humanos en el mes de septiembre y contar con 300 trabajadores aproximadamente.

Son varias las experiencias exitosas que hemos tenido. Bueno, yo como director en el hospital cumplía también funciones como médico asistencial en el servicio de emergencias, debido a la falta de médicos que hubo en su momento. Fue muy difícil traer y conseguir médicos desde cirujanos, médicos generales y también especialistas. Por lo tanto, también he tenido que estar en la parte asistencial atendiendo a los pacientes.

Un domingo en la tarde llega a nuestro triaje un anciano de 87 años, que había tenido contacto con su hermano que había salido positivo. Fue ingresado a nuestra hospitalización como un caso moderado, pero por tener el factor de riesgo de la edad, decidimos ingresarlo a nuestros servicios de Cuidados Intensivos, que ya teníamos implementado para esa fecha. En Unidades de Cuidados Intensivos, la evolución que tiene este paciente es desfavorable, entonces se tuvieron que aplicar otros tratamientos e incluso con el tema de colocación de tubos a través de traqueotomías y tubo de drenaje torácico.

Para nosotros, manejar este tipo de paciente en nuestro hospital era bastante complicado. Por un lado, porque no teníamos los insumos, pero gracias a una estrategia muy importante que nos permitió salvar muchas vidas, que fue la Alianza con EsSalud, era un paciente de SIS; por consiguiente, pudimos darle ese tratamiento.

Después de cuarenta y cinco días, llego a supervisar y encuentro el nombre del paciente, y puedo reconocerlo por sus facies, pues todo era diferente, ya que el consumo de la enfermedad, que es bastante importante, te puede llevar al grado de desnutrición.

Sin embargo, estaba vivo, y me dio mucha alegría verlo que ya estaba en una fase de recuperación próxima al alta. Fue uno de los primeros pacientes que prácticamente el equipo de especialistas de cuidados intensivos batalló con todo para poder sacar adelante y este señor se pudo ir a su domicilio vivo y a seguir compartiendo con su familia.

Hemos tenido muchos motivos de alegría cuando algún paciente se va de alta recuperado. Algunos salen caminando; hubo, y siguen habiendo, casos sorprendentes de pacientes adultos mayores con morbilidades que han salido de altas día a día y esto ha sido la principal motivación que teníamos para nosotros.

En algún momento sentíamos caer, porque veíamos también a nuestros pacientes caer. Sin embargo, lo más anecdótico fue un día de altas masivas: veintidós pacientes se fueron de alta de nuestro hospital. Recuerdo que teníamos un protocolo para que los pacientes de EsSalud o del SIS y también de la Sanidad salieran, y las fuerzas policiales nos acompañaban en nuestras ambulancias. Entre tantos pacientes que habíamos dado de alta, encontré en la puerta a uno que buscaba una movilidad para poder salir, estaba bastante contento y apurado porque quería ir a su domicilio. Ver esos cambios en los pacientes nos motivaba día a día.

Nosotros, si bien es cierto, conocemos de las deficiencias que puede tener el hospital Simón Bolívar como sector salud a nivel nacional, somos conscientes de ellas, nos falta mucho para mejorar y también a nuestra región Cajamarca.

Pero, a pesar de todo el trabajo que se ha hecho tanto de autoridades como de personal de salud, hemos seguido luchando. El personal de salud (médicos, enfermeras, técnicos, obstetras, biólogos químicos, el personal de farmacia y logística) ha sido fundamental, porque ellos nos daban el abastecimiento casi de inmediato para poder tratar a los pacientes y ellos también han realizado un excelente trabajo. Reconozco la ardua labor de los técnicos de enfermería quienes nos han apoyado con los balones de oxígeno. He sido testigo del gran trabajo en equipo que hemos realizado.

Algo muy importante es que el único fin que hemos querido llevar a cabo es poder salvar vidas, y seguimos haciéndolo a pesar de que han bajado los casos. Ahora nos enfocamos en implementar nuevas tecnologías, nuevos tratamientos y esto es bastante satisfactorio.

Me cabe decirle a la población que confíe en su hospital, confíe en su sistema de salud, todo el trabajo que realizamos es con el único objetivo de poder ayudarlos, de poder salvar las vidas de los pacientes o de sus familiares.

Sigamos cumpliendo con las estrategias sanitarias, tomemos conciencia y protejamos a los más vulnerables. Mostremos mayor responsabilidad con nosotros mismos y con nuestros familiares.

No bajemos la guardia y preparémonos para lo que se pueda presentar a futuro.

ENTREVISTA V:

LA REALIDAD DEL CAMPO ES TOTALMENTE DIFERENTE

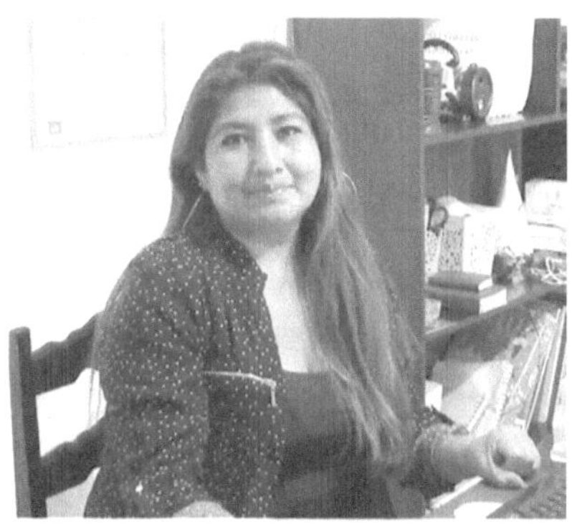

Irina Chauca Durán

Nació en Nazca, en el distrito de Vista Alegre, egresada del Instituto Pedagógico de Nazca. Trabaja como profesora en la Institución Educativa 790, El Progreso, en el distrito de Jesús.

Lamentablemente no he tenido buena experiencia con esta enfermedad de la COVID, porque hubo personas muy allegadas que han fallecido. Gracias a Dios, a mis padres, a mis hijos, a mis hermanos, no nos ha tocado vivir esa mala experiencia.

Es oportuno tener mucho cuidado, tratar de ser muy precavidos y tratar de realizar todos los protocolos de seguridad y de limpieza para poder estar protegidos.

Nuestros planes de trabajo de todo el año se han frustrado, en especial, esos proyectos que en un inicio de año había conversado con los padres de familia, donde se planteó crear talleres para trabajar con ellos, porque muchos son analfabetos y de bajos recursos económicos.

Me había proyectado muchos objetivos; en primer lugar, que los padres aprendan a leer y escribir, es importante para que puedan interpretar las actividades que se les deja a sus niños. Y, en segundo lugar, trabajar de forma colaborativa para el desarrollo de acciones de los niños.

Al principio de la pandemia, para mí fue muy difícil porque en la zona donde estoy, no tenemos cobertura para ningún operador. Se tiene que salir a buscar donde pueda captar la señal. Tampoco hay luz, solo en algunas zonas. Otro inconveniente es lo alejado de las casas que se ubican de forma dispersa.

He tenido varios impedimentos dentro de la pandemia. Como sabrán, Cajamarca tiene mucha población rural y, dentro de esas limitaciones, son muy pocas familias las que cuentan con teléfonos modernos. Por consiguiente, esto no me permitía comunicarme con ellos. El segundo factor es que los padres de familia no tienen una radio en casa y si lo tienen, es a pilas, porque no cuentan con luz eléctrica. Una vez que se les descarga la pila de su radio, a veces ya ni las vuelven a cargar. Como verán, hay varios factores que me dificultan llegar a los niños.

También, tuve cinco papás que tenían el teléfono moderno. Yo les transmitía las clases a ellos, pero no los veían de forma inmediata. Para que yo pueda enseñarles el primer mes del inicio de clases, tuve que ir con el equipo que reparte Qali Warma. Para esto preparé cuadernillos para mis niños de tres, cuatro y cinco años; los diferencié por colores: el amarillo a los niños de tres años, color rojo a los de cuatro años y azul a los niños de cinco años. Les puse la carátula de Aprendo en casa para motivarlos. Son diecinueve niños a mi cargo, en una Institución unidocente. A la vez que soy docente, hago el papel de directora; entonces me encargo de la parte administrativa también.

Solo espero que puedan escuchar las clases a través de la radio. Cada niño tiene 30 hojitas para el primer mes. También les puse hojitas para que hagan dibujos libres, tal vez les pueda gustar. Todo esto con mis propios recursos, pero también el Estado nos facilita libros.

Así mismo, se han presentado problemas porque algunos padres no comprenden las instrucciones de cada actividad de los niños; por más que uno les haya puesto un número telefónico para que puedan llamarme frente a cualquier duda, no tienen los recursos necesarios, no tienen un teléfono para que ellos se puedan comunicar conmigo.

Al siguiente mes de clases, conociendo que no entran ni siquiera combis a la zona, opté por mandar las hojitas de trabajo en el camión lechero, que todos los días viene a Cajamarca. Entonces, les envío según la programación de «Yo aprendo en casa».

El señor Wilder, del camión lechero, es quien me retorna las hojas de los diecinueve niños; yo espero en el terminal terrestre para darle mi sobre y se los pueda entregar.

Ya los papás saben que el día lunes les mando y ellos lo recogen el día martes en el jardín a las 6 de la mañana, porque el lechero le hace entrega al presidente de la Asociación de Padres de Familia, quien a su vez entrega las hojitas a los papás.

Yo voy en algunas oportunidades en el carro de reparto de alimentos y recojo los trabajos pendientes, cuando el lechero no puede ir. Como verán, tengo muy poca comunicación con ellos, se nos hace difícil en estos tiempos comunicarse con los niños.

Por otro lado, no he podido conocer a todos mis niños, solo los conozco por nombres, porque cuando voy con el reparto de alimentos, tampoco podemos acercarnos a ellos por la COVID. Incluso, los padres me cuentan que preguntan por mí, dicen: «¿Cuándo vendrá mi profesora?».

En el mes de agosto les llevé un presente para todos mis niños, preparé unos conos y les puse sorpresas, unos dulces, como un incentivo para que ellos sigan realizando su trabajo. ¡Dios quiera que los inconvenientes puedan mejorar y que para el siguiente año yo pueda tenerlos y abrazarlos a todos ellos!

Actualmente, estoy en mi domicilio, salgo lo necesario. Para mi preparación de clases tuve que agenciarme de una computadora, porque no estábamos preparados para esta pandemia. Yo no contaba con una PC o una laptop, porque estaban capacitando de forma virtual y no contaba con este recurso. Tenemos un grupo que se llama «Corazón de Niño», al cual pertenecemos 26 docentes de diferentes instituciones, y todas nosotras compartimos nuestras experiencias y entre todas nos apoyamos como profesoras; trabajamos vía zoom o WhatsApp.

Tuve también que agenciarme de una impresora y equipar una oficina, además de comprarme todo lo necesario para no poder salir, porque yo tengo un poco de temor, sufro de sinusitis crónica y soy alérgica. A causa de eso, trato de cuidarme mucho.

Como profesoras tenemos que lidiar con muchas dificultades. Las clases por radio no se asemejan a la realidad del campo, porque es un contexto totalmente diferente y nosotros tenemos que adecuarnos a esa realidad.

Hoy en día, el Gobierno ha indicado algo totalmente inadecuado y con lo que no estoy de acuerdo: se nos hace una recarga en el celular, cuando en algunos lugares no hay cómo comunicarnos con los padres de familia.

En mi localidad de trabajo, hay bastantes niños desnutridos en comparación con los de la ciudad. Al equipararlos por la edad y por la talla, ellos son muy pequeños, porque no cuentan con una buena alimentación.

Sé que muchos estamos haciendo un trabajo muy fuerte para poder llegar a los niños. Con frecuencia preferimos hacer el trabajo presencial porque tenemos demasiada presión por parte del Ministerio de Educación. Sé que muchas coleguitas hoy en día están muy estresadas. Yo les pido calma y paciencia porque todo esto ya va a pasar, vamos a volver a nuestros centros educativos y vamos a volver a pasar mucho tiempo con nuestros niños para conocerlos más, poder abrazarlos, y ellos también nos puedan abrazar. Muchas veces nos sentimos tristes, pero un abrazo de ellos nos conforta bastante.

ENTREVISTA VI:

ESTA PANDEMIA NOS HA ENSEÑADO A TRABAJAR JUNTOS

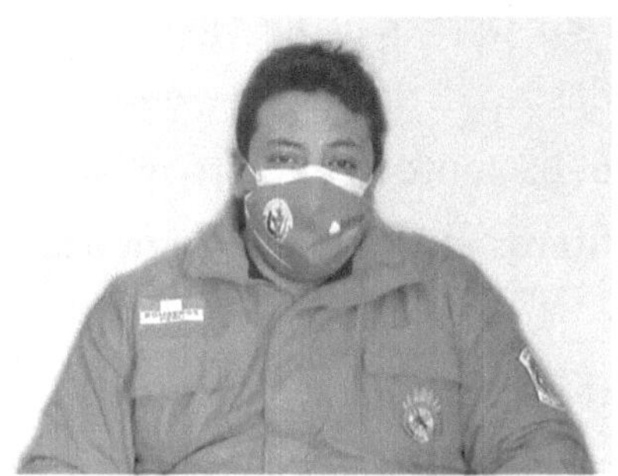

Pedro Escalante Poma

Nació en Cajamarca. Hoy día es teniente de la Compañía de Bomberos Cajamarca B59. Su profesión es médico veterinario.

Dentro de todos los compañeros, tengo en operatividad 28 efectivos que están asistiendo irregularmente, los cuales se distribuyen en dos turnos. Ellos atienden todo tipo de emergencia, es decir, son «todistas», ya que no existen especialidades como en otros países, tales como la especialidad de fuego o la de rescate. Por lo tanto, acá hacemos todo: atendemos incendios, rescates médicos, rescate sin agua, manipulamos materiales peligrosos, entre otras actividades, todistas.

Durante esta pandemia, para nosotros fue un reto, algo inesperado que truncó muchos planes que teníamos para este año, uno de ellos era la celebración de los 50 años de creación de la Compañía de Bomberos de Cajamarca.

Habíamos planeado hacer una superfiesta, un megaevento donde íbamos a condecorar a los efectivos más antiguos, a los de mayor tiempo de servicio. Estábamos haciendo actividades; sin embargo, todo se truncó por la COVID-19.

Ha sido un desafío porque pensábamos que la COVID nos mantendría en casa. ¡No íbamos a ver más incidentes y tendríamos un descanso de las emergencias! No obstante, fue todo lo contrario. La gente se encerró en sus casas, se volvieron carpinteros, gasfiteros electricistas, comenzaron a subirse a los techos y a caerse de allí, a hacer arreglos dentro de sus hogares, empezaron a cortarse, mutilarse, fracturarse.

Entonces, de cinco a seis emergencias diarias que se daban en una época normal, durante la pandemia, se duplicaron a doce y hasta quince emergencias diarias. La ambulancia salía con mayor rapidez.

Hemos intentado mantener los controles de bioseguridad para no contagiarnos, porque no sabíamos quiénes estaban contagiados.

Los incendios empezaron prácticamente muy rápidos, los niños pequeños se quedaban en casa y dejaban la llave del gas abierta; en consecuencia, los incendios se duplicaron, Para nosotros no fue un descanso, fue algo terrible. Así aumentó nuestra operatividad, se incrementó la cantidad de atenciones, siempre teníamos el riesgo de las mismas emergencias y ahora tenemos un riesgo más: la COVID.

Ha sido un reto, algo que no esperábamos y que no sabíamos cómo iba a desarrollarse, y ya estamos poco a poco aprendiendo a convivir con ello. La Compañía de Bomberos Cajamarca B59 tuvo nueve contagiados en servicio, e hicieron las detecciones rápidas tempranas. Se tomaron sus cuarentenas, sus tratamientos oportunos. En Cajamarca no han tenido complicaciones, no hubo fallecidos, gracias a Dios; pero sí hemos tenido bastantes contagiados, entre esos, nuestro piloto rentado, que estuvo muy mal de salud y que lo tuvimos en observación y en cuarentena; pero, gracias a Dios, no llegó a mayores.

Todo esto fue tan rápido, sin avisarnos, sin prepararnos, no lo conocíamos y nos puso entre la espada y la pared. Era la disyuntiva: salir a trabajar o quedarse en casa.

Siempre he tenido el riesgo de contagiarme, de traer a la casa el virus. Mi preocupación ha sido por mi familia, cuidar a mi hijo, porque no quería contagiarlo; sin embargo, tenía que venir a trabajar a la compañía de bomberos.

Siendo así, cambió todo esto: desde los hábitos de llegar a casa, dejar la ropa afuera o saber dónde vamos a dejar la ropa contaminada, no sabíamos si yo estaba contaminado o no, hacer la desinfección de todo, venir acá a la compañía; pues, acá estábamos superexpuestos con todos los pacientes, con todos los eventos habidos. Por lo tanto, sí nos ha cambiado de tal manera todas las rutinas.

Como bomberos no recibimos sueldo. Así que fue todo un desafío mantener la operatividad y que la compañía velara por la seguridad de todos los efectivos. Esto ha sido, digamos, algo que nos enseña a trabajar de una u otra manera.

Realmente, todas las instituciones colapsaron, nadie esperaba esto. Intentamos realizar trabajos coordinados con diferentes empresas, trabajamos con Goldfish y Yanacocha para las desinfecciones de las calles, este evento lo hicimos cuando inició la pandemia para evitar que se expandiera el virus; también hemos pedido equipos de bioseguridad, y, hasta donde han podido, nos han ido apoyando estas entidades. Hemos ido consiguiéndolos e incluso comprándolos.

El trabajo de los bomberos es muy sacrificado, muchos no ven la necesidad de un bombero hasta que tengan una emergencia en casa. Piensan que nunca lo van a necesitar, que nunca van a requerir de sus servicios; sin embargo, en el momento menos pensado, es cuando nos llaman y, por supuesto, tenemos que atenderlos.

Nosotros pedimos lo que se necesita para la compañía. A mí nunca me van a ver paseando en una cisterna, en el camión de bomberos por la plaza de Armas comiendo un helado, tomando una cerveza. Me verán saliendo a una emergencia, saliendo a atender un evento para ayudar a alguien. Entonces lo que pedimos a la población es mantener el cuidado necesario en la época de la COVID, porque para nosotros ya ha sido bastante difícil.

En realidad, todas las emergencias son diferentes, ninguna es idéntica. Hemos tenido emergencias drásticas, y, ahora con el tema de la COVID, muchas veces nosotros simplemente atendemos y luego ya nos enteramos de que esa persona está infectada.

Por ejemplo, en Magdalena se ha caído un vehículo, los efectivos han estado trabajando, gracias a Dios, con todo el equipo de bioseguridad necesario; han trabajado por horas, han logrado sacar al señor que se ha accidentado y lo han trasladado. Al llegar al hospital, nos avisaron que ha salido positivo a la COVID. Esta es la cruda realidad.

En esta pandemia nos hemos dado cuenta de que nadie puede trabajar solo, que todos necesitamos gestionar en equipo y que llevemos el uniforme de cualquier institución. Al final, nuestro trabajo es salvar vidas.

Hemos trabajado coordinadamente con los policías, con el Serenazgo. Antes había una especie de rivalidad; ahora trabajamos en colaboración con ellos y ya comprenden un poco más de lo que es nuestro trabajo y nosotros los comprendemos a ellos.

Esta pandemia nos ha enseñado mucho: a trabajar juntos y a poder sacar las cosas adelante por nuestros propios medios. Si nosotros no nos apoyamos, nadie nos apoyará. Eso es algo positivo que nos ha dado este evento y que nos ha mostrado en realidad quiénes son los que están dispuestos a dejar todo en la cancha por lograr algo.

Esperemos que esto algún día pase, desaprendamos todo lo malo y sepamos valorar. Creo que antes de la pandemia, todos éramos felices y no lo sabíamos. Podíamos salir, viajar, abrazarnos, jugar, irnos a un parque con nuestros hijos, con nuestra mascota, y ahora nos damos cuenta de que eso era alegría, felicidad, pero no conscientes.

Creo que cuando todo esto pase y si algún día se puede volver a salir, debemos aprovechar cualquier momento, porque la vida no la tenemos comprada. Hemos visto cómo una enfermedad nos puede matar, hemos visto cómo, sin pensarlo, hemos perdido familiares, tíos, abuelos, hermanos.

Hemos hecho el traslado de pacientes COVID, hemos atendido gente que ha estado muy mal, hemos visto la forma de apoyar con oxígeno, con medicamentos, con trasladados.

Hemos movilizado a pacientes, hemos hecho todo lo que ha estado a nuestro alcance y nos sentimos confortados, porque como bomberos, hemos dejado todo de nuestra parte por el bien de Cajamarca.

ENTREVISTA VII:

LA PRINCIPAL DIFICULTAD PARA NOSOTROS HAN SIDO LAS REDES SOCIALES

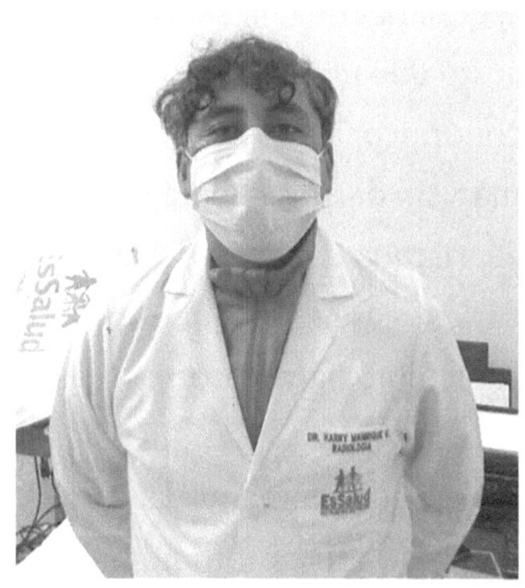

Dr. Harry William Manrique Urteaga

Médico cirujano, especialista en Radiología Hospital II EsSalud de Cajamarca, egresado de la Universidad Nacional de Cajamarca.

La pandemia ha cambiado todos los paradigmas, prejuicios en todos los aspectos de la vida, no solamente en la parte médica, sino en cada una de las personas. Los estilos de vida han sido modificados totalmente, hasta los sueños o pensamientos de cada uno de nosotros. Como médicos también nos ha dado con látigo, ya que muchos aspectos conocidos hasta ese momento, ya dejados como algo normativo, fueron totalmente cambiados.

Ahora nos ha hecho ver que somos nada en esta tierra y que Dios debería participar y poder ayudarnos, porque todavía no salimos de esta. Cambió el modo de valorar las oportunidades, la familia, sobre todo, vivir el día como si fuese el último, y creo que esa es la finalidad, pero además de eso, cambió mucho la lucha por los pacientes que sufren.

A pesar de esta pandemia, la sociedad se aprovechó demasiado de ellos, puesto que no lo sufrían en todos los aspectos, sobre todo en lo económico, hasta nosotros como médicos cobrábamos un poco más, sin darnos cuenta de que los demás estaban padeciendo y deberíamos dar más de nuestra calidad humana para poder brindarles la atención que ellos necesitaban.

La principal dificultad para nosotros ha sido las redes sociales, cómo controlar la información que llega a cada una de las personas que no tiene conocimiento; automedicarse o exagerar en el medicamento, todo eso confundió mucho a nuestra población; por ende, tuvimos consecuencias graves. Creo que, si esto no hubiera pasado, hubiésemos tenido la oportunidad de salvar a muchos.

Cuando se inició la pandemia, uno de mis objetivos fue educarme, leer y prepararme, sobre todo por la familia que tengo, y poderles ayudar, ya que dentro de la especialidad ya no manejamos pacientes, pero decidí hacerlo por respeto a mi familia.

También fui recomendado y me buscaban otros tipos de personas, que no eran mi familia, para apoyarlos. Decidimos colaborar con ellos, ser partícipes de sus tratamientos y su seguimiento, contestando el teléfono hasta altas horas de la noche, quizá de la madrugada, verlos desesperados, muchos de ellos llorando por pensar que se les acababa la vida y tratarles de dar confianza aparte del medicamento que uno proporcionaba.

La parte psicológica era muy importante, por más que pensaban que iban a morir, teníamos que dar aliento y fuerza para que ellos siguieran adelante.

Yo creo que cada uno de los médicos que decidieron formar parte de eso decidimos capacitarnos de una u otra manera. Recuerdo muy bien cuando decidí ir al Hospital Simón Bolívar, cuando recién comenzaba en el área de UCI, con todo ese traje difícil para poder examinar a los pacientes. Quizás, a los que han estado por mucho tiempo con ese traje en esas unidades. En mi opinión, hay que hacerles un gran reconocimiento y consideración, ya que no fue fácil.

Ver cómo iba evolucionando a diario cada paciente, cómo iban saliendo muchos y ver a otros cómo iban cayendo, nos hizo más humanos y nos preparó para poder manejar pacientes posteriormente. Eso es lo que yo puedo sacar de provecho cuando estaba en la unidad COVID.

El mayor aliento es ver que el paciente se recupera, y se siente una satisfacción cuando nos desean bendiciones.

En el caso del familiar de una amiga, recuerdo el apellido del joven, Arribasplata, fue un arduo trabajo para poder manejarlo. Cuando salió y tuve que decirle que ya estaba fuera de peligro, más o menos cerca del octavo día, y pasados unos días más, me llamó para pedirme mis honorarios, y particularmente le cobramos algo insignificante. Él mismo me dijo que no era justo que cobrara así, y lo único que le respondí fue que el trabajo estaba pagado, porque él se había curado. Él me regaló muchas bendiciones y me animó a que continuara en el trabajo que estaba realizando. Eso es lo que realmente me satisface y creo que la cuestión económica viene poco a poco. Uno no debe de forzarse para ello, si haces las cosas bien, lo económico y las bendiciones van a llegar.

Por otro lado, hay que estar preparados para el rebrote, porque pensábamos que no iba a llegar, pero llegó a nuestra Cajamarca. Hay que usar las medidas preventivas y, lo más importante, no hay que automedicarse y tratar de acudir a los médicos que estén capacitados.

NOSOTROS ESTAMOS EN PRIMERA LÍNEA

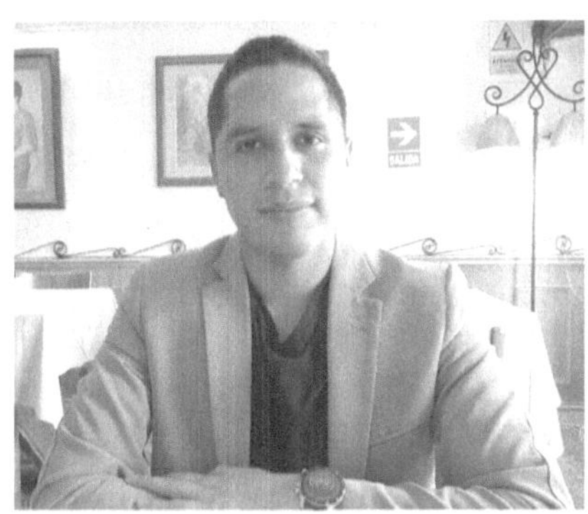

Dr. Janner Alexis Núñez Mejía

Nació en Chota, provincia de Cajamarca. Egresado de la Universidad Nacional de Cajamarca. Médico de EsSalud – Hospital II Cajamarca. Labora en triaje diferenciado de COVID.

Para mí, la COVID es una llamada de atención por las obras que nosotros estamos haciendo y tomar conciencia de los actos que estamos produciendo como sociedad. Esto nos ha enseñado muchos aspectos muy básicos, como el lavado de manos, ya que no teníamos ni idea de cómo se podría prevenir.

Algo también muy importante es que la salud no la estamos tomando en cuenta, y los porcentajes de gente que tienen enfermedades crónicas producto de los malos hábitos de vida son los que ahora están sufriendo más.

La población ha abierto los ojos, hoy en día están haciendo más deporte, están corrigiendo errores que han cometido durante su vida. Corregir en poco tiempo para mí es un llamado de atención.

Normalmente yo era una persona que viajaba constantemente a ver a mis papás o por cuestiones de estudio. Todos los fines de semana iba a Lima y a Chiclayo. Esa era mi rutina. Después de que vino la pandemia, prácticamente todo fue un encierro.

Nosotros estamos en primera línea, obviamente el contacto con mi familia se perdió. De hecho, no la veo hasta ahora y no la he visto desde el ocho de marzo, ya casi ocho meses. La comunicación solo es por vía telefónica.

Tuve hace poco una paciente adulta mayor hospitalizada en emergencia casi dos meses, tenía cuatro hijos, casi todos con factores de riesgo; pero, a veces el amor del padre a hijo es bastante. En este caso, todos querían cuidarla, sabiendo a qué se exponían y considerando los factores de riesgo dentro de un hospital. Dos de ellos se contagiaron y fallecieron. Ella se enteró cuando salió de alta.

La verdad es que sí fue triste, porque después que sus hijos fallecieron, nadie fue a verla prácticamente, la abandonaron, y sus hijos, los dos que quedaron vivos, desaparecieron. Ya tenía miedo venir a verla.

Cuando salió de alta, ¿no sé a dónde fue? Vinieron a verla sus primos o tíos que eran familiares lejanos; la señora salió, sin hijos, sin nada. La verdad que fue triste. Nosotros la queríamos mucho, porque ya tenía con nosotros dos meses.

Cuando aparece la alerta sanitaria, después de las medidas administrativas que tomaron en el Seguro, con la reducción del personal y nosotros que estábamos abocados a la atención de emergencia, uno de los problemas fue el EPP, equipo de bioseguridad personal. Por normativa, nosotros teníamos que estar protegidos; pero, básicamente no existía, teníamos un mandil para una semana, unos lentes que no cubrían lo suficiente, una mascarilla para ser reutilizada por siete días. Se acabaron las mascarillas N95 y teníamos que comprarlas, creo que eso nos pasó a todos básicamente.

Para mí lo más bonito es ver a los pacientes que se curan y después de un tiempo, tú no sabes quiénes son, y luego vienen, te agradecen y te traen algo como agradecimiento, sin que nadie les pida nada, simplemente como un gesto de gratitud, por el hecho de que tú los has atendido.

La verdad es que tú no atiendes pensando que la persona va a traer algo, atendemos sin ningún interés; pero al ver que la persona está bien y que sale curada es todo para un médico. Yo con eso estoy satisfecho, estoy feliz, porque para eso estudié.

Esto es raro, porque tratar con las personas de la parte rural es más complicado, es muy difícil. Yo recuerdo a un paciente adulto mayor que me costó que aceptara ser hospitalizado, tuve que conversar con él y con su familia por dos horas. No lo querían llevar por sus creencias, sus costumbres, y tuve que llamar a toda su familia. Porque para mí era muy fácil dejarlo que se vaya, pero yo no soy así, llamé a sus hijos, incluso te diré que al principio me gritaron, me dijeron de todo. Ellos no creían en la COVID, pero tuve que comprometerme y hacerme cargo de él, y me hice cargo.

A los siete días salió y salió muy bien y después de una semana vinieron todos sus hijos que eran nueve a buscarme en triaje COVID diferenciado, a felicitarme y agradecerme por lo que había hecho y solo les atiné a decir que solo cumplo con mi trabajo, y eso se hace por cualquier paciente.

La población tiene que entender que debe cuidarse y cuidar a su familia. En una sociedad como la nuestra, hemos visto que la educación es muy deficiente. A veces apelar a la parte individual, puede hacer un gran cambio.

Como familia comencemos a cuidarnos, yo creo que de a pocos puede significar un cambio grande, un efecto mariposa tal vez, porque ya en las medidas que hemos tenido del Estado, las restricciones, no han funcionado en su totalidad.

Hemos sido uno de los primeros países que nos encerramos y nos aislamos, y fracasamos como sociedad.

Yo le diría a la población que se cuide, que cada uno es un ser importante dentro de la sociedad. Cuídense para cuidar de los más vulnerables.

ENTREVISTA IX:

SE OLVIDARON DE LA SALUD MATERNO PERINATAL

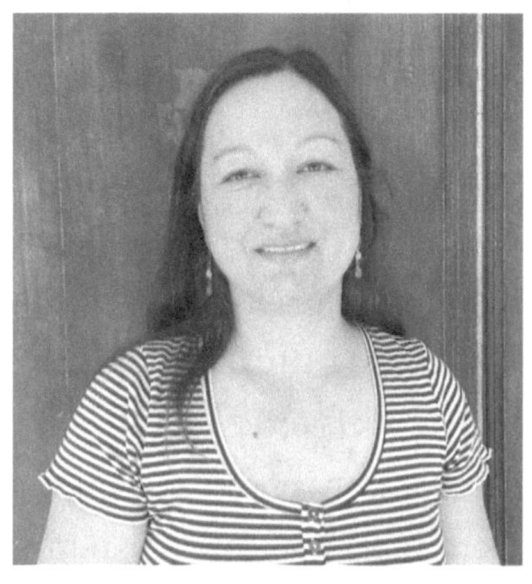

Milagros Jacqueline Marín Jiménez

Nació en la provincia de San Marcos, distrito de Pedro Gálvez de Cajamarca, egresada de la Universidad Nacional de Cajamarca. Obstetra del Hospital COVID Simón Bolívar – Cajamarca.

A raíz de la pandemia se dio un giro total, que prácticamente se olvidaron de la Salud Materno Perinatal. Convirtieron nuestro hospital materno en un hospital COVID; y es como hasta ahora se viene trabajando.

La COVID-19 para mí es la experiencia más difícil que nos ha tocado vivir, desde el momento en que se escuchó allá en el otro lado del mundo, jamás nos imaginábamos que vendría, que nos tocaría vivir toda esta experiencia acá. Ha sido muy complicado porque nos ha cambiado la vida realmente.

En primer lugar, en la parte laboral, ha sido una decisión muy complicada la que tuvimos que tomar; porque, en un inicio nos dijeron que el hospital se convertía en un hospital COVID y nos pusieron prácticamente a elegir: «¡Si tú deseas, sigues acá, o si no, hay la opción de que te puedan derivar a otro establecimiento!».

Y, en ese momento, tienes que pensar con la mente fría qué es lo más oportuno y tal vez muchos de nosotros tuvimos miedo, porque era el hecho de tener que enfrentar la muerte cara a cara, ¡porque eso era la realidad! Por otro lado, quedarse y dar tu granito de arena en esta situación tan difícil. Entonces, fue complicado tomar una decisión.

Muchos se fueron, muy pocos nos quedamos en ese momento, porque dijeron que no necesitaban mucho personal, sobre todo el personal de obstetricia no era tan necesario. «Somos veintitrés obstetras en Simón Bolívar, y de las veintitrés solo seis se van a quedar, nadie más, el resto tendrá que irse», nos dijeron.

Tantos ruegos por parte de nosotros y al final nos quedamos doce. Definitivamente, había mucho temor, era una cosa nueva para nosotros. Tal vez si éramos un poco positivos con algunos colegas y decíamos: «¡No vamos a tener muchos pacientes! ¡Ya veremos cómo van sucediendo los casos!».

En realidad, fue así al inicio, no hubo muchos pacientes por lo menos para nuestra área de obstetricia. Sin embargo, poco a poco empezaron a llegar definitivamente nuestros pacientes, no son pacientes complicados como en el caso de medicina, porque la paciente viene por una complicación netamente de COVID con síntomas respiratorios y neumonía y todo lo que significa la COVID-19; pero, de alguna u otra forma, son pacientes positivos que sí nos pueden contagiar.

El año pasado ya cerramos con un alza de nuestros pacientes; era bastante, teníamos el establecimiento con mayor población de gestantes. Manejábamos 400 o 450 gestantes y las que además eran de un centro de referencia, que venían de otros establecimientos. Entonces, lo ideal era formar y consolidar el Hospital Materno Perinatal. Eso siempre ha sido el objetivo para el Simón Bolívar; pero, con esto, se desmoronó. Nosotros, en enero tuvimos 130 a 140 partos; en febrero, cerramos con 170 partos, y también se empezaron a hacer cesáreas. Todo estaba bien encaminado, pero en marzo vino la pandemia y se cerró todo, y fue una caída libre de los indicadores.

En abril, atendimos cuatro partos, pero ya eran todos COVID positivos. Poco a poco nuevamente nuestras predicciones no fueron como pensamos, pues, fueron aumentando. En junio, atendimos doce partos; y en julio, atendimos setenta, ahí vino el gran cambio que tuvimos como servicio en el área de Ginecoobstetricia, donde llegamos a atender muchos pacientes.

El temor era demasiado para nosotros, el estrés, la ansiedad, el mismo hecho de trabajar con muchos pacientes COVID positivos. Estaban supersaturados todos los servicios; no teníamos dónde hospitalizar a nuestras puérperas; por lo tanto, tuvimos que atenderlas en nuestra misma área donde atendíamos partos, porque no había forma de enviarlas a un servicio de hospitalización.

En realidad, como fuimos un centro de referencia de partos, toda la parte preventiva que hacíamos no se ha realizado, como control prenatal, planificación familiar; prácticamente, eso se ha derivado a otros establecimientos.

Nos hemos dedicado solo a atender internamiento y atención de parto COVID. Hemos tenido que adecuar nuestras áreas de atención para poder proteger al usuario y a nuestras usuarias. La mayor parte no viene con síntomas de la COVID-19, ellas vienen para ser atendidas y para su parto. El parto en sí es una situación muy exponencial, muy contagiosa, por el mismo hecho de que la paciente jadea, hace la respiración del pujo, respira muy fuerte, grita y en ese momento libera muchos fómites que pueden contagiar y liberar virus.

El momento del parto es muy crucial para nosotros. Hicimos un cambio en la manera de atender los partos. Antes era una acción muy rutinaria, muy sencilla, ahora la protección es más rigurosa; tenemos que utilizar lo que es el mameluco impermeable, la careta, los lentes, la doble mascarilla, el lavado constante de manos, cosas que quizás habíamos dejado un poco de lado, porque antes no había toda esta situación. Tal vez, lo bueno que nos trajo esta pandemia es tener que valorar un poco más nuestra seguridad y la del paciente.

Al inicio llegué a utilizar el mameluco por doce horas, tuve que colocarme un pañal. Solo me lo puse por prevención, porque dije: «Quizá no pueda soportar no poder ir al baño». Ya una vez que te colocabas el traje de protección, no podías sacártelo y volverte a poner otro; porque, simplemente, no teníamos otro traje para colocarnos. Era el único que nos daban para el turno y lo otro es que podías contaminarte en el momento de retirarse el EPP.

Quizá mucho personal de salud se ha contagiado en ese momento, no tanto atendiendo al paciente, sino al instante de retirarse el EPP. No podíamos estar sacándonos este equipo. Lo otro es que el parto no es una acción que nos avisa, es una emergencia que puede llegar en cualquier momento. Es esa razón por la que no podíamos hacer eso.

Pero posteriormente uno ya ha ido tomando un poco más de confianza a esta situación. Y ahora utilizamos todo lo que es material descartable, un mandilón, un pantalón, una chaqueta, obviamente la mascarilla, las caretas y los lentes básicos para proteger bien nuestra cara, que es el lugar por donde podemos adquirir el contagio y no por otras partes del cuerpo.

Una gestante con la COVID-19 es como otra gestante normal. Para nosotros no ha cambiado mucho la manera de atenderlas, como personas que requieren mucho de nuestro apoyo, de nuestra comprensión, en estos momentos tan difíciles que es traer un bebé. No todas las mujeres son iguales, algunas se quejan mucho, otras son más pacientes durante su accionar en el parto; entonces, nuestra manera de atenderlas no ha cambiado en realidad, tal vez en el inicio hemos tenido un poco de temor.

Hemos tratado de mantener un poco la distancia con ellas; pero, pienso que jamás se han tenido malos tratos, siempre hemos tratado de hacerlas que se sientan bien a muchas. Hasta ahora, llegan llorando por temor, piensan que por tener la CO-VID-19 y por llegar al Hospital Simón Bolívar van a morir o sucederá algún problema grave.

En estos casos, tratamos de darles ese apoyo, para que estén bien y, en realidad, no necesitan un tratamiento anti-COVID. Lastimosamente llegan positivas y tratamos de que no haya diferencias de la forma de ser atendidas en Simón Bolívar o en otro establecimiento.

A veces, la diferencia viene en el lugar donde son captadas, ahí sí hay mucho temor en los establecimientos de primer nivel. Pacientes que llegan con la COVID-19 refieren que tienen el rechazo cuando les informan lo que tienen, rápidamente las llevan sin explicarles, es el temor. De una u otra manera, nosotros sabemos qué pacientes nos llegan y tenemos más cuidado.

Dentro de las experiencias negativas, a nosotros nos ofrecieron instrumental al momento de ser la COVID-19. Nos dijeron que iban a implementar, que iban a traer los mejores equipos, iban a tener personal.

Por otro lado, que iban a haber convenios con el Hospital Regional, con EsSalud, es decir, todo se veía de color de rosa; pero, al momento de los hechos, muchas cosas no funcionaron bien, en el sentido en que teníamos una paciente, por ejemplo, una gestante con treinta semanas de gestación y con una rotura de membranas y con signos de corioamnionitis, nadie la quería recibir, ni siquiera en el Hospital Regional o EsSalud. Y tenías que aguantar ahí hasta donde se podía, e incluso hubo una paciente con una preeclampsia severa, con síndrome de HELLP, que no la querían recibir.

En relación con esta paciente, su presión no bajaba, que al final terminó en cesárea en el mismo Simón Bolívar, y ese bebé obviamente con treinta y dos semanas salió con dificultad respiratoria; tuvieron que hacer la referencia al Hospital Regional y ese bebé no tenía signos de contagio, estaba sin la COVID-19.

La misma puérpera, postcesareada, estuvo solo unas horas en Simón Bolívar y como sus plaquetas estaban bajas, necesitaba ingresar a UCI COVID. En UCI tampoco recibían puérperas, porque decían que solo atendían pacientes con síntomas respiratorios pulmonares; entonces, terminó en el Hospital Regional. Creo que eso ha sido lo peor que uno ha podido pasar: la impotencia de no haber podido en ese rato brindar la calidad de atención, y hasta ahora sigue sucediendo, claro que, en menos proporción, y eso es lo que uno más recuerda.

Las experiencias bonitas son aquellas de haber organizado todo nuestro servicio de otra manera. Nuestra mejor experiencia también ha sido el hecho de que anteriormente nosotros teníamos nuestras puérperas y mandábamos a hospitalización, y ahí compartíamos el servicio con las enfermeras.

En todo este tiempo, nosotros hemos podido demostrar que somos capaces de mucho más. Hemos atendido a nuestros pacientes integralmente y solo hemos necesitado de nuestro técnico, nada más; hemos tenido esa satisfacción de poder recibirlas hasta el alta, y esa es nuestra mejor ganancia.

Bueno, la pandemia no se ha terminado; muchos, tal vez, piensan que sí, quizás estemos en un tiempo de descanso, y no es que no tengamos pacientes, sino que han disminuido. Nuestra vida ha cambiado; nuestras relaciones interpersonales de trabajo han cambiado, incluso hemos aprendido a reconocernos por los ojos. Antes, nos podíamos ver todas nuestras caras, nos reconocíamos quizás por el saludo, por la voz; pero ahora hemos podido reconocernos de otra manera, un vivir de otra manera, tal vez hemos aprendido a cuidarnos entre nosotros de otra manera.

En la casa también todo ha cambiado; estamos obviamente más en el hogar, porque no podemos salir, y compartimos muchas experiencias nada más con nuestra familia y con nuestros hijos. Quizás antes habíamos ignorado el hecho de traer las cosas de la calle y tenerlas en la casa sin ningún tipo de desinfección o limpieza; tal vez esto ha hecho de que tengamos más precauciones, porque ahora todo lo que entra a la casa es desinfectado hasta un recibo del agua o de la luz. Entonces, todo eso ha tenido que cambiar para el bien de todos.

En definitiva, todos estos tiempos nos han causado estrés y ansiedad por el hecho de no poder ir y compartir un momento con la familia fuera de la casa, como en un restaurante. Sí hay otras maneras de distraerse en familia.

Finalmente, estamos viviendo momentos de mucha tormenta, de mucha ansiedad, solo depende de nosotros el poder sobrellevar y sobrevivir el problema, porque definitivamente solo está en nuestras manos.

La pandemia no ha terminado, no va a terminar en enero, posiblemente todo el 2021. Hay que ser realistas, esto no acabará pronto. Lo único que les pido es que se cuiden y que mantengan la calma, que no se desesperen, que probablemente esto todo acabe en dos o tres años, y solo sea el recuerdo de una pesadilla que hemos podido vivir. Que lo recordemos con lágrimas, acordándonos de muchos temas que hemos aprendido. Quizás hemos perdido algún familiar, familias completas se han destruido. Y solo queremos implorarles que se cuiden, que no bajen la guardia, no hay que confiarse de nadie, todo esto pasará.

YO HE PASADO DE 36 A 48 HORAS DENTRO DE LA UNIDAD DE CUIDADOS INTENSIVOS

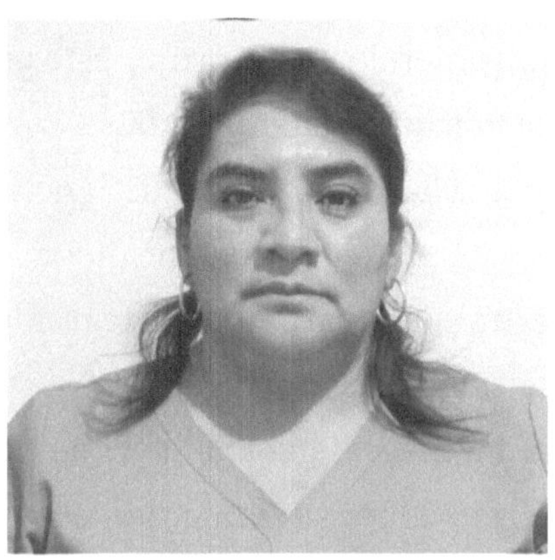

Mari Vásquez Ramos

Nació en la provincia de Bambamarca. Estudió enfermería en la Universidad Nacional de Cajamarca. Especialista en Cuidados Intensivos del Adulto, es Licenciada en Enfermería. Labora en el Hospital II EsSalud Cajamarca

La COVID-19, para nosotros, ha sido y es una situación de salud trascendental. Ha alterado los patrones socioculturales, no solamente en lo económico, sino en lo familiar y a nivel psicosocial. Todo esto ha cambiado nuestros estilos de vida y sus formas.

Personalmente, me ha afectado en cuanto a mi entorno familiar, pero pese a eso, cuando me convocan para apoyar, no imaginé la magnitud de las consecuencias que esto iba a traer.

Por un lado, el doctor Villanueva, quien es el jefe de la Unidad de Cuidados Intensivos, un día me dice que le ayude, debido a que soy la coordinadora de UCI en EsSalud, a formar un grupo de enfermeras para un área que se va a abrir.

Pasaron varios días y la jefa me llama y me manifiesta que yo me había comprometido a conformar este grupo, pero yo no sabía realmente si lo íbamos a constituir.

Luego, recibo una llamada del doctor Sánchez Azañero, para que me haga cargo del personal de enfermería. Entonces, elaboramos planes y estrategias para poder sacar adelante la Unidad de Cuidados Intensivos.

Le comenté a mi madre que iba a formar parte de ese equipo. Mi madre se preocupó; sin embargo, esa es mi vocación y traté de convencerla. Ella me formó para ser enfermera, y una enfermera siempre está en contacto con pacientes.

Le expliqué que me tenía que aislar en un hotel. Ya han pasado casi siete u ocho meses que no llego a casa. Llego a la esquina, levanto la mano y llamo por teléfono a mi madre para que salga a la puerta. Ahora vivo en este hotel, luego voy a mi trabajo y así sucesivamente.

Hay muchos objetivos que nos hemos trazado y que, de repente, no los hemos logrado por la pandemia. Uno de nuestros objetivos a mediano y largo plazo fue tener un grupo de enfermeras capacitadas, el cual no se ha logrado en su totalidad. Por lo menos, ahora sigo con el mismo equipo que está respondiendo actualmente en la Unidad de Cuidados Intensivos.

Hubo muchas cosas que hemos logrado como, por ejemplo, atender a dieciséis pacientes solo con dos enfermeras. Por mi parte, yo he pasado de 36 a 48 horas dentro de la Unidad de Cuidados Intensivos, sin desayunos, sin almuerzo, sin cena, con mi pañal.

Hasta ahora son doce horas las que pasamos dentro de nuestro trabajo. Entramos a las ocho de la mañana con un desayuno y salimos nueve de la noche a cenar, con tu pañal para todo el turno. Luego te bañas y vas a casa.

Formamos un equipo de cinco enfermeras y cinco técnicos, médicos especialistas e intensivistas, un internista, un emergenciólogo, médicos generales y un médico oncólogo. El personal de salud se ha ido incrementando conforme aumentaron los casos.

Nosotros nos iniciamos un 4 de abril cuando ingresó el primer caso COVID del 2020, que vino desde Bambamarca. Fue un médico que lo tuvimos aquí; luego, el 9 de abril vino un paciente de Santa Cruz; era obeso, quien lamentablemente falleció porque tenía muchas comorbilidades.

Entonces, poco a poco, el personal se ha ido preparando y nosotros íbamos haciendo capacitaciones. Trece personas que trabajábamos nos hospedamos acá en este hotel, porque la DIRESA se ha encargado de nuestros gastos de hospedaje y alimentación.

Todo esto ha sido una Alianza Estratégica entre EsSalud, Gobierno Regional, el Hospital Simón Bolívar y la DIRESA. Cajamarca ha sido el primer departamento que se fusionó para poder potenciar nuestras habilidades y la capacidad resolutiva, porque el Hospital Simón Bolívar tenía solo médicos generales. El objetivo fue potenciar las instituciones. Todo ello ha permitido sacar a flote la meta trazada.

Incrementó la afluencia de pacientes. Era desesperante ver que llegaba un paciente y no teníamos ventilador. En ese caso, teníamos que solicitarlo o que nos lo prestaran. Era un caos entre mayo, junio y julio, puesto que había sido un rebalse de pacientes que se morían en los pasadizos por falta de ventilador, incluso la gente había muerto a veces porque no teníamos oxígeno.

En consecuencia, teníamos que estar llamando. Para nosotros, en esos meses, especialmente para Luis, el técnico de enfermería y para mí, fueron muy difíciles.

Como responsable de UCI, no podía dormir con tranquilidad, porque cuando yo estaba de turno, dentro, sabía lo que tenía que hacer. Pero cuando yo salía a descansar, tenía que continuar con videollamadas a mis colegas porque no sabían manejar ventilación mecánica ni intubar. Conozco el manejo del sistema y colocar líneas arteriales, dializar y manejar el ventilador.

Por tanto, ¿qué hacíamos si solamente había dos enfermeras? He tenido gente a mi alrededor en nuestro entorno que nos ha apoyado bastante. Hubo personas que en su momento me dijeron: «¡Licenciada, no puede quedarse usted 48 horas! ¡Yo le voy ayudar, hágame otra reprogramación de mis días libres!»

Las chicas iban y me ayudaban; por lo tanto, programaba dos más uno adicional, y yo que iba casi todos los días, de ocho de la mañana a ocho de la noche. Salía, me bañaba y llegaba a las nueve o diez de la noche. Esa era mi rutina.

Cuando no había personal, porque a veces se enfermaban, Luis, como compañero de trabajo, me exhortaba, como siempre, a que no me expusiera demasiado, porque aparte soy hipotiroidea y tengo resistencia a la insulina. Al no comer, se me bajaron las defensas; bueno, quizás por ahí me contagié, y mi desesperación era estar en mi servicio como ahora.

Yo sigo con las videollamadas; de esa manera, hemos podido cubrir las atenciones. Y la otra estrategia era que se contrataba personal técnico. ¿Y qué hacíamos con dieciséis pacientes, doce con ventilador y cuatro en UCIN? Colocábamos dos técnicos, uno para cada paciente, y les enseñaba lo siguiente: «Vas a ver si su saturación está sobre los 90, vas a ver que tus bombas no se apaguen, vas a ver que tu ventilador esté con volúmenes tildantes mayor de 300, y vas a ver que tu balón de oxígeno esté lleno.»

Eso será el trabajo del técnico, porque la enfermera estaba en un ambiente o en otro. Entonces, no estaban los ambientes juntos. Uno tenía cuatro camas y el resto tenía dos; la enfermera colocaba tratamiento en un ambiente y dejaba su técnico.

Muchas veces, los técnicos han salvado a los pacientes, porque se han apagado los ventiladores y ellos nos avisaban; a veces no nos dábamos cuenta de que el oxígeno ya se había acabado. Eso era otra estrategia de apoyo que teníamos.

Lamentablemente, al inicio, había temor de muchas enfermeras. Nosotros llamábamos, salíamos en la prensa a convocar, a incentivar a las colegas, hasta invocarles para que nos ayudaran, empezamos a solicitar personal y hubo tres concursos de los cuales venían un día y se iban.

Hasta hemos recibido una enfermera sin SERUMS, era bachiller, pero igual la teníamos ahí. Yo soy una de las personas que siempre dice «zapatero a tus zapatos», no permito que se metan en mis funciones, ni tampoco meterme, salvo que me permitan hacerlo cuando sé hacer el procedimiento.

Entonces, la chica entró como técnica, pero no estaba desempeñando esa función; ante la necesidad, tuvimos que incluirla como enfermera, pero siempre con nuestro apoyo.

Sosteníamos la unidad dos especialistas con experiencia: una colega de nombre Betty y yo. Había dos más que nunca han estado en áreas críticas, solamente han trabajado en clínicas; por lo tanto, no sabían; sin embargo, nosotros hemos estado ahí con ellas y hemos luchado, porque tenían mucho miedo al no saber manejar pacientes críticos.

Por otro lado, han ayudado bastante las videollamadas. A nosotros nos han servido de mucho, incluso yo efectuaba casi guardias con ellas. Yo llamaba (y hasta ahora lo hago) porque veo todavía gente inexperta. Distribuyo a mis pacientes de acuerdo al grado de dependencia, percibo quién puede manejar y quién lo puede hacer mejor.

La experiencia negativa se presentó con un paciente. Un día se fue la luz, repentinamente, por el lapso de casi dos horas. Era desesperante ver, pensar y gritar que se nos podían ahí morir los pacientes. Teníamos doce ventiladores, nueve monitores, veinte bombas enchufadas que funcionan con electricidad y se fue la luz; no sabíamos realmente qué hacer.

Llamábamos al Hospital Simón Bolívar, Luis por su lado y yo por mi lado, y trajeron los motores, el generador de luz que funcionaba con gasolina, y llevaron petróleo por desconocimiento. Necesitábamos conexiones, y se apagaron los monitores y las bombas. Solo faltaba que se apagaran los ventiladores.

Gracias a Dios, el doctor Gilmar, la DIRESA y el doctor Hans de EsSalud fueron un grupo que se sumaron y trajeron generadores, extensiones para jalar luz desde emergencia del Hospital Simón Bolívar hasta casi donde está la UCI de EsSalud, jalamos casi una cuadra hasta el otro lado. Gracias a Dios, no pasó nada, pero fue una anécdota que nunca nos vamos a olvidar. Y eso quedó marcado.

Y no solo eso, otro día, a las cuatro de la mañana, se acabaron los oxígenos. Era estresante llamar a múltiples personas y a las clínicas para que nos prestaran algunos balones. Y lo hicieron. Con ese balón, estábamos pasando de uno a otro paciente, mientras se iba acabando, porque los ventiladores funcionaban con más de 500 litros por minuto, y ya con menos de 500 algunos balones no soportaban; entonces, pasábamos a los pacientes con cánula o con máscara. Para nosotros, ponerle el balón de 3500 o 2900 fue agobiante.

Lo bueno, lo positivo, es que hemos visto a mucha gente salir pese a que se hablaban de muchas muertes; pero hemos tenido pacientes que han estado uno o dos meses hospitalizados con tubo y que han podido salir a casa. Para nosotros es gratificante verlos ahora y recibir un saludo; me mandan regalos y nos han traído gente que no conocemos, porque hemos aportado, tal vez lo mínimo, pero lo importante. Ahora están en sus casas con su familia.

Tenemos a una señora que está reintubada por tercera vez. Significa que ingresa el paciente con un distrés respiratorio, la intuban y colocan al ventilador y está quince días; porque aparentemente estaba yendo bien, cuando, de pronto, nuevamente se infecta, nuevos virus, nuevas bacterias. Y vuelven a colocarle el tubo, va mejorando, y de nuevo intuban. Se empeora a las veinticuatro horas, reintuban de nuevo. Es una señora de 78 años, satura 92%, y su hijo es un colega enfermero; él está ahí pendiente, pero la señora va a salir. Probablemente, mañana o pasado y se la lleven a su casa con su oxígeno, porque ha dejado secuelas, pero, por lo menos, ya ha salido de esto. Igualmente tenemos otro paciente, Erasmo, papá de un médico, hoy le cambiamos la cánula de traqueotomía y le está yendo bien al señor.

Mi fuerza a seguir luchando es mi madre. A ella me debo; a toda mi familia que me ha ayudado y apoyado, en primer lugar, para llegar a ser lo que soy, en segundo lugar: es la fuerza que me da el ser enfermera. Soy enfermera por vocación y me gusta apoyar a la gente y saber que con lo poco que estoy dando, la gente se va feliz; porque, uno le habla al paciente, y él te lo agradece, además que le aliviamos el dolor. Solamente con hablarles, conversarles, para mí es gratificante.

No bajemos la guardia, nos estamos descuidando. Se está incrementando. Hace quince días hemos tenido quince pacientes y ahora tenemos ocho pacientes y cinco con ventilación mecánica, tres con cánula binasal y máscara.

Los tres elementos más importantes son: 1) el distanciamiento social, 2) el uso de la mascarilla, y 3) el lavado de manos y también andar con el alcohol en el bolsillo. Lamentablemente, ya se está volviendo no una rutina, sino una costumbre. Tomemos consciencia, porque solamente las personas que nos hemos contagiado podemos saber las secuelas que nos ha dejado.

Yo me contagié, estuve ocho días con oxígeno, iban a llevarme a UCI, pero, gracias a Dios, he ido mejorando. De hecho, cuando yo estaba mal, estaba preocupada por mi servicio.

Bueno, he tenido la suerte y para mí es una bendición de Dios, de verdad, pertenecer a este equipo de primera línea que es la COVID-19. Actualmente sigo en la coordinación de UCI y UCIN COVID – EsSalud, y me siento muy feliz.

Debo agradecer a todas las personas que han depositado su confianza en mí para poder encaminar y brindar una atención de calidad, con humanismo. Asimismo, agradezco *a la dueña del hotel que realmente nos* ha ayudado y ha estado pendiente de mí cuando estuve mal, ella era mi personal técnico de enfermería.

Mi madre nunca supo que me contagié, siempre le digo que yo no entro, que estoy en una coordinación que es todo administrativo. Entonces, todos los días que yo llamo, siempre es derramar lágrimas, porque me dice: «*¡Hijita, cuída*te!, ¡hasta cuándo estará esto! ¡Ya te olvidaste de mí!, ¡Qué va a ser de nuestra vida! ¡Vamos a vivir siempre así separadas!*»* Y solamente me queda decirle: «*¡Estoy bien! ¡Si no estuviera bien, no te llamaría!*»

Para mí fue un *día sorpresa porque me dijo:* «Hija, hace dos meses y medio sentí algo, como que te había pasado algo, como que te hubieras enfermado. ¿Qué te ha pasado?» Y entonces, impresionada por su instinto materno, no más le dije: «No me ha pasado nada»; y me respondió: «Yo he sentido un dolor muy grande. ¡Hija, te he soñado!, y pensaba que estabas mal.» Y le contesté: «*¡No,* mamacita, nunca me contagié!»

Es muy triste realmente estar lejos de tu familia, porque no estás con ellos. Ya no compartes con ellos. Yo solamente mando la pensión de mi mamá y eso es todo. Ya no estoy como antes con ella, riéndonos, comiendo juntos.

Ya cambió todo y estamos estimando que es hasta el próximo año y quién sabe si seguimos, porque nosotros estamos esperando un rebrote, las secuelas de los pacientes que se hayan quedado. Ahora sí estamos preparándonos. Estamos viendo que nuestros equipos estén en operativo, estamos viendo los fluidos eléctricos y con cuántos balones de oxígeno contaremos.

ENTREVISTA XI:

HEMOS HECHO UN TRABAJO PRÁCTICAMENTE DE AUXILIO, HEMOS HECHO DE AMBULANCIA

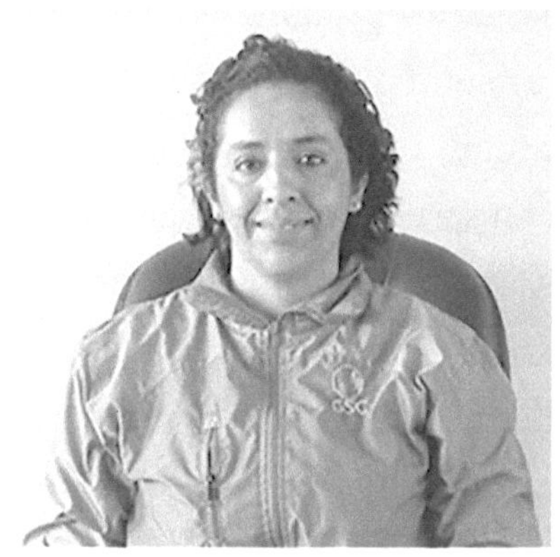

Michelle Natalie Cerna Gálvez

Nació en Cajamarca, egresada de la Universidad Antonio Guillermo Urrelo de Cajamarca, donde estudió psicología. Subgerente del Serenazgo de Seguridad Patrimonial.

Como Serenazgo, hemos pasado circunstancias muy penosas; aquí podemos ver el vivir de los demás, los problemas públicos desde otra perspectiva.

Valoro mi trabajo. Creo que hemos hecho un gran equipo, y he logrado admirar a cada uno de los valientes compañeros y compañeras que forman parte del Serenazgo de Cajamarca. En esta pandemia hemos tenido que luchar codo a codo. Para nosotros, toda esta situación de la COVID-19 ha sido preocupante, es una enfermedad nueva.

En la actualidad, en el Serenazgo, solo somos 195 efectivos para toda la colectividad de Cajamarca. Tenemos veinte unidades. Desde el inicio de esta pandemia, gracias al apoyo del señor alcalde y todos los gerentes que han estado desde el principio, nunca se ha dejado desabastecido a nuestro personal, siempre se les ha dado su mascarilla y guantes. También algunas amistades que han tenido a bien colaborar con el cuerpo del Serenazgo, nos brindaron caretas, unas mascarillas y diferentes implementos que nos pueden servir para esta pandemia.

Actualmente, no se tiene mucha información al respecto; creo que tampoco los mismos médicos han tenido la información acerca de esta enfermedad. Nosotros, como personal del Serenazgo, hemos ido a capacitarnos a la Dirección Regional de Salud. Estas capacitaciones han sido constantes, para sensibilizar a nuestro equipo. Incluso llevamos una capacitación sobre el uso de los EPP, el lavado de manos y todo lo referente a la situación actual.

La COVID-19, para mí, es una enfermedad para la cual no hemos estado preparados. Cada uno de nosotros tiene que cuidarse.

Una de las estrategias que desde el año pasado hemos elaborado y que para esta pandemia nos ha servido de mucha ayuda ha sido activar la Oficina de Prevención y Proyección Social. Esta oficina —te comento— no solo trabaja el tema represivo, sino también hace mucha labor preventiva. Y eso ha sido posible gracias al recurso humano que conforma esta oficina en este año; pues nosotros hemos tenido diferentes actividades en temas preventivos.

Sin embargo, todo esto pasó tan rápido. Cuando la pandemia llegó a Cajamarca, fue algo inesperado. Todo tuvo que cambiar, hasta nuestras actividades como Serenazgo, pues teníamos programadas actividades para todo el año, como toda Institución.

Bueno, hemos pensado en vivir esta pandemia de la forma más positiva posible. Y no porque no hemos estado preparados a lo largo de toda esta situación adversa que estamos pasando. Hemos aprendido a convivir con ella. Ya hemos sacado mucho provecho de ello, porque, de alguna forma, los hogares han estado unidos.

Por otro lado, hubo muchas pérdidas dentro de las actividades que realizamos. Hemos tenido diversas actividades, diferentes intervenciones, bastantes personas que han sufrido accidentes, personas cortadas, accidentes domésticos.

Hemos visto la muerte frente a nosotros y hemos tenido que actuar a pesar de todo. Sin embargo, esta pandemia es algo silencioso que no sabemos ni cómo ni cuándo nos podríamos contagiar.

Si bien es cierto, durante esta pandemia hubo decretos que la población debía cumplir en su conjunto. Ya no hubo muchos accidentes de tránsito, tampoco hubo delincuentes, personas ebrias. Pero sí hubo muertos. Ya no era el ser humano, quien causaba el daño, sino era un virus.

Como Serenazgo, nos dedicamos netamente a socorrer, a ayudar a la población en su conjunto. Se presentaron personas no solo con la enfermedad COVID-19, sino con otras enfermedades que pedían auxilio.

Hemos hecho un trabajo prácticamente de auxilio, hemos hecho de ambulancia para socorrer desde una persona con dolor estomacal hasta una persona que tenía que ser operada de emergencia. Esta ha sido la realidad. En todo este tiempo de pandemia y de cuarentena, hemos seguido trabajando las 24 horas del día.

Gracias a Dios, toda mi familia, tanto por parte de mi madre como de mi padre, está bien. Esta enfermedad no ha tocado nuestras puertas, porque depende mucho de nosotros y del cuidado que tengamos.

Desde que todo inició hasta el día de hoy, ha sido una situación muy fuerte. Para mí fue preocupante porque tengo a cargo la responsabilidad de velar por mis compañeros de trabajo.

El 3% de mi personal se contagió, quizá no han sido muchos, no estuvieron graves, muchos fueron asintomáticos. Cuatro compañeros estuvieron contagiados y uno de ellos estuvo intubado. Gracias a Dios, el compañero ha superado la COVID-19, ha sido un proceso largo por el que tuvo que pasar y una enfermedad que de alguna manera deja secuelas.

Durante la pandemia, hemos logrado que se abra un albergue provisional, el cual estaba ubicado en el Qhapac *Ñan* de la Municipalidad. Iniciamos el trabajo el 26 de marzo de 2020 y estuvo a cargo la Gerencia de Desarrollo Social de la Municipalidad de Cajamarca, que brindó las facilidades para albergar a las personas que llegaban de otras regiones a Cajamarca y que debían llegar a sus centros poblados o a sus provincias. Se les brindó alimentación y hospedaje, y a muchos se les trasladó a sus centros poblados.

En este albergue se tuvo a personas del extranjero, a personas en condiciones de abandono. Allí conocí a una niña muy agradable que llegó con su abuelita de San Marcos. La niña nos ha robado sonrisas y mucho cariño. Era una niña que nos regalaba abrazos, sonrisas, sentía la protección que nosotros le dábamos en ese momento. En ese albergue hemos tenido personas de otros países personas que se han quedado varadas en tiempo de pandemia, de cuarentena, personas que no tenían adónde ir.

El albergue estaba a cargo nuestro. Colocábamos carpas, armábamos camas. La Municipalidad les daba la alimentación, y nosotros, como Serenazgo llevábamos incluso especialistas de la DIRESA para que les brindaran charlas de prevención. También contaron con psicólogos para que tuvieran un soporte emocional. Aproximadamente, habremos hospedado de 80 a 100 personas, que entraban y salían. Por otro lado, también tratábamos de conseguirles la forma de que llegaran a sus casas.

Un grupo que sí estuvo albergado bastante tiempo fue el de los venezolanos; igualmente hubo colombianos, entre ellos señoras, niños, bebés que no tenían adónde ir; hubo adultos mayores que por no tener el dinero necesario habían sido abandonados por sus familias y no tenían para pagar los cuartos; otros habían sido desalojados. Esa gente recibió el apoyo de este albergue provisional.

Bueno, soy de las personas sumamente positivas, por más problemas, por más adversidades que me pongan, he sabido cómo salir. Mi formación y mi carácter me ayudan a dar ánimo en momentos de desesperación. Cada día es un nuevo amanecer, siempre pidiendo a Dios que nos traiga con bien y nos lleve con bien. Cuando uno cree en Dios, se afronta mejor cualquier inconveniente, yo creo que Él es el Todopoderoso, Él sabe quién, cuándo y en dónde nos tocaría la muerte.

Quisiera aprovechar para dar un reconocimiento a mi personal de Serenazgo: hombres y mujeres en pie de lucha siempre. Ellos no saben a qué se exponen. Tienen hora de llegada, pero no hora de salida. Sin ellos, la población en su conjunto y, sobre todo, la población que es más vulnerable a la COVID-19, estaría desamparada.

Sé que el Serenazgo en Cajamarca es muy reconocido, no solo por la labor que hace, porque son hombres y mujeres que tiene un espíritu de colaboración y que están hechos para este trabajo, sino porque son gente solidaria, fuerte y con entereza para trabajar.

Estimados, no bajemos la guardia, sigamos en pie de lucha, sigamos cuidándonos, porque todo esto depende de nosotros. El estar bien, en sentirnos bien, es nuestra responsabilidad y cuidarnos entre nosotros y poder brindar la ayuda necesaria. Habrá autoridades, la policía, el Serenazgo; pero, somos nosotros como seres humanos los que debemos tener conciencia de lo que está sucediendo.

ENTREVISTA XII:

AQUÍ PRIMABA EL JURAMENTO HIPOCRÁTICO

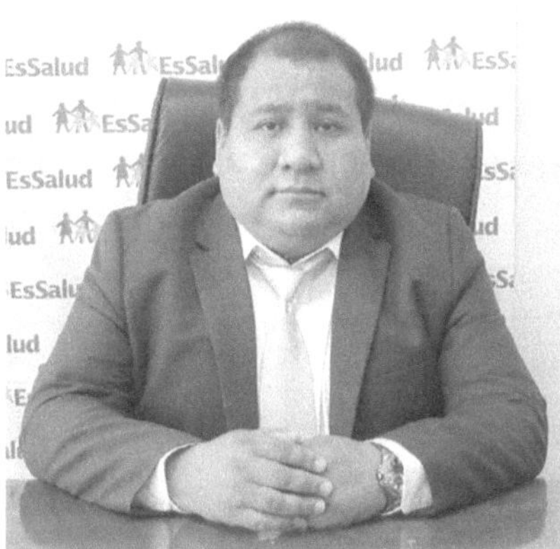

Dr. Hans Wendell Huayta Campos

Nació en Huancayo, médico cirujano egresado de la Universidad del Valle, Bolivia. Director de la Red Asistencial Cajamarca – EsSalud.

La COVID-19 significa una experiencia muy triste y dolorosa, hasta me lleno de lágrimas recordando el inicio de esta enfermedad en Cajamarca.

Sabíamos muy poco y teníamos mucho miedo. El primer caso de COVID-19, fue un paciente quirúrgico y como personal de salud, hemos mostrado fuerza, pero por dentro hemos tenido miedo.

Sin embargo, teníamos que mostrar seguridad ante este virus, con lo poco o nada de lo que había aprendido del mundo hasta ese momento.

Es triste ver que colegas se retiren; es triste ver que el personal de salud de primera línea se retire y que queden pocas personas exponiéndose a este virus, eso es triste.

Pero me alegra que hubo colegas que empezaron a dar cara a este virus. Comenzamos a trabajar duramente. En un momento, empezamos a caer los de primera línea, entre ellos médicos, enfermeras, obstetras; así como, técnicos, personal de limpieza y hasta el personal de vigilancia, todos en general. Desde entonces, no hubo rangos, ni profesiones. Nos vimos como seres humanos.

En esta etapa de pandemia, trabajamos con el Dr. Gilmar Azañedo, director del Hospital Simón Bolívar, siendo ya un hospital COVID. Tuvimos que planificar conjuntamente las formas de atención como la parte quirúrgica, clínica y UCI.

Hicimos así un sistema de salud que tal vez en el Perú no se pudo dar. Nos unimos EsSalud, MINSA y las Fuerzas Armadas para conformar un solo frente.

Cuando empezaron a llegar los primeros pacientes, veíamos que quedábamos pocos. Tuvimos la primera cirugía y nos dimos cuenta de que no podíamos enfrentarlo, porque éramos pocos, y tuvimos que encontrarnos con Gilmar en una cesárea y él como director del hospital tuvo que atender al recién nacido, y mi persona también como cirujano tuvo que apoyar al ginecólogo en la cirugía. Aquí primaba el juramento hipocrático. Gilmar ingresó a sala y alentaba a todo el equipo, tanto de cirugía del hospital Simón Bolívar como de EsSalud.

Teníamos que cumplir porque habíamos hecho un acta de acuerdo de apoyo mutuo por el bien de la población cajamarquina. Aquí no interesaba si eras asegurado o no. Solo importó que seas un ser humano para ser atendido.

La experiencia positiva para mí ha sido ver a mis colegas en primera línea, ver al doctor Carlos Villanueva trabajando para la población, a la licenciada Mary Vázquez preocupada por sus pacientes y a un doctor Rolando Vela. ¡Cómo se han esforzado por el bien de la población!

Muchos colegas médicos, quizás no los nombro, pero hubo muchos que apoyaron en esta etapa. Dentro de mi experiencia con la COVID-19, mis colegas me llamaron para desearme pronta recuperación. No solo de Cajamarca, sino también de amigos de mi querida Chota. Las llamadas y los mensajes han sido alentadores para mí.

Tengo una frase que me dijo mi hija en mayo —no quería que mis hijas se enteraran que yo estaba con la COVID-19— y recibí una llamada de mi hija mayor Belén, diciendo: «Papá, tú me prometiste que siempre me ibas a cuidar y vas a cumplir tu promesa.» Solo atiné a decirle que voy a cumplir, creo que eso fue una frase que me dio más fuerzas para seguir.

Al mismo tiempo, después de mi recuperación, continuamos con las estrategias conjuntamente del equipo de gestión. Hemos realizado reuniones cada doce horas, a veces cada veinticuatro horas, porque nadie conocía a fondo esta enfermedad.

Hemos tenido que estar al tanto con cada nuevo decreto, con cada mensaje presidencial. No creo que a nivel nacional o mundial haya algún personal que aplicó sus propias estrategias. Al inicio, todo era cambiante, día a día, muchas veces cambiábamos de estrategias cada tres días.

Nos hemos fortalecido, pero también hubo algunas deficiencias, que fueron superadas. Pero, gracias a Dios y gracias a todo el equipo de gestión de salud, a los jefes de nuestros servicios, a los jefes de departamento y coordinadores que siempre estuvieron ahí y que decían ellos mismos: «pronto pasará este virus». Y se pudo, gracias a Dios, al menos pasar la primera fase. No sabemos qué va a pasar luego, pero sí puedo decirte que nos ha hecho más fuertes.

Hemos afrontado con más fuerza, pero más gastados, más golpeados. No creo que alguien de nosotros pueda decir que esta pandemia mejorará todo. Dios quiera que no sea así.

Ojalá nuestras autoridades que ven el presupuesto nacional y ven todas las distribuciones económicas hayan podido anotar todas nuestras debilidades, que el sistema de salud la percibe hace años y que esta vez el virus ha desnudado en su totalidad.

Debo decirles a todos que los médicos y el personal de salud también tienen familia, también son seres humanos. Por igual nos cansamos, también quisiéramos estar en casa con nuestros hijos descansando.

Mucha gente, incluido el personal de salud, ha fallecido en esta pandemia, tal vez, porque la sociedad no se cuidó. Solo la población sabe cómo se contaminó.

Muchos echamos la culpa al personal de salud por la atención, sin embargo, cuando perdemos a un familiar, lamentablemente, es doloroso. Y el contagio ha sido por descuido, por no aplicar las medidas necesarias cuando se nos dijo la forma de cuidarnos.

Recuerdo cuando un compañero del grupo de atención COVID salió positivo, orábamos para darnos aliento, para que todo pasara y el sol volviera a brillar.

ENTREVISTA XIII:

ASEGURAR LOS EQUIPOS DE PROTECCIÓN PERSONAL HA SIDO COMPLICADO

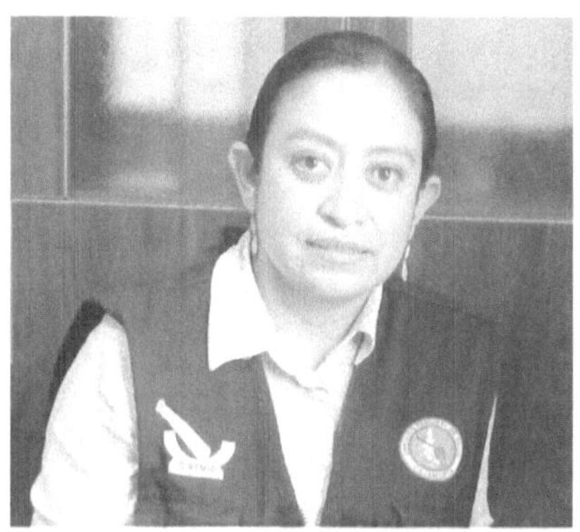

Liz Mirella Zavaleta Bustamante

Nació en Cajamarca, egresada de la Universidad Nacional de Trujillo, de profesión químico-farmacéutica. Directora ejecutiva de la Dirección Regional de Medicamentos, Insumos y Drogas.

Tengo mi pequeña y mis padres, que son vulnerables a la COVID-19; sin embargo, desde el inicio de la pandemia, hemos trabajado en forma presencial. Incluso mi papá tuvo miedo y me dijo que no me quería ver acá en la casa, porque lo iba a infectar; de tal manera que estaba muy nervioso ante una tos o algún resfrío. Es comprensible por el mismo temor que causa la pandemia.

He tenido que adaptarme a las nuevas costumbres, llegar a mi casa, bañarme, cambiarme. Muchas veces incluso he salido tarde del trabajo, he tenido que ir caminando en medio del toque de queda, por el mismo hecho de poder proteger a la familia.

Para cada uno de nosotros quienes hemos batallado en esta pandemia, ha sido una experiencia difícil. Para mí como profesional responsable del área de medicamentos es bastante complejo. Hemos tenido que realizar todo tipo de estrategias para asegurar el equipo de protección personal, los medicamentos y el oxígeno.

Mi experiencia básicamente se encuentra en el tema de suministro de medicamentos. No ha sido fácil, ha sido bastante complejo. Recalco, que todo el tema de asegurar los equipos de protección personal ha sido complicado porque no se encontraba en la misma industria farmacéutica.

Todos los profesionales querían para su protección contar con los EPP, porque es la percepción del profesional. Ha sido también difícil en el sentido de poder tener algunos medicamentos que los médicos requerían obviamente para salvar la vida de un paciente.

Como DIRESA, hemos visto en la región el tema de la distribución de los EPP. Hemos tenido que distribuir a todas nuestras trece redes de la región, incluyendo al Hospital Regional de Cajamarca, al Hospital de Jaén. Hemos tenido que verlos como región.

La pandemia me ha permitido fortalecer algunos procesos que hemos garantizado desde DIREMID. El tema de la disponibilidad, el equipo de protección personal y medicamentos, ha sido gracias al trabajo y al equipo con el que cuenta la DIREMID.

En el almacén especializado, hemos trabajado todos los días de la semana, las veinticuatro horas por día, porque se presentaban las emergencias como decía el MINSA.

Cuando sabes que ya es domingo y diez de la noche, tienes que entregar el EPP. Los compañeros que trabajan conmigo han estado comprometidos con el material; nadie ha descansado en el tiempo de emergencia que hemos tenido.

Más dificultad es el tema de no tener EPP. De pronto, son las cinco de la tarde y no teníamos los famosos mamelucos; entonces, el próximo turno era las seis de la tarde, nos quedaba una hora para poder conseguirlos. Hemos llamado tanto a la empresa privada como a las clínicas para adquirirlos.

Esas son algunas de las dificultades. Gracias a Dios he visto el respaldo de todas las empresas públicas y privadas, EsSalud, las clínicas y otras empresas que han ayudado a ello. Eso es lo que nos motiva a seguir adelante del tema negativo hacia los profesionales de salud. Valoramos su trabajo, los esfuerzos de cada uno.

Básicamente, en el Simón Bolívar, donde todos los profesionales han vivido duramente toda la pandemia, siempre se ha coordinado con ellos y sí he recibido el reconocimiento y la satisfacción de ellos.

De alguna manera, el poder tener los equipos de protección personal, los medicamentos, los dispositivos médicos, el oxígeno que ha sido vital, en realidad, en este momento, pareciera que todo fue fácil.

Sin embargo, fue difícil, cansado, incluso ya no se dormía. Mi experiencia fue un poco difícil, a las dos de la madrugada me llamaban, porque se estaba a punto de terminar el oxígeno; en ese instante, tenía que llamar a la empresa Oxicax.

No ha sido fácil, ha sido agotador. Gracias a Dios, he sentido el reconocimiento. No solo a mi persona, somos todo el equipo, incluido el almacén especializado el área de la COVID-19.

El objetivo personal durante toda la pandemia ha sido que todos los establecimientos tengan sus equipos necesarios, que cuenten con el oxígeno y que los profesionales tengan su equipo de protección personal.

Pareciera que esta enfermedad ya no iba a llegar, pero está latente. Nosotros somos responsables en cuidarnos. Al final es el equipo de profesionales de salud, quienes no tienen la oportunidad de quedarse en casa con sus familias, porque es un trabajo, porque es parte de la vocación y tenemos que estar ahí y para nosotros es difícil dejar a nuestras familias, a la población, no bajar la guardia.

Maximicemos todas las medidas de protección, mientras los profesionales de salud se encuentran en primera línea y es bastante difícil estar directamente cuidando a los pacientes COVID.

ENTREVISTA XIV:

HUBO UN GRAN COMPROMISO DE LOS HERMANOS DE LA MEDICINA

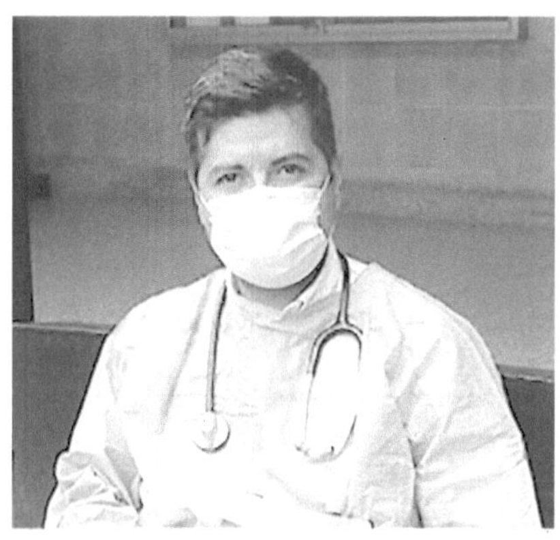

Dr. Pedro Eduardo Lovato Ríos

Nació en Lima, médico cirujano especialista en Hematología, decano del Colegio Médico de Cajamarca, 2020-2021. Docente en la Facultad de Medicina de la Universidad Nacional de Cajamarca.

La pandemia ha sido una experiencia inédita, que nunca pensé vivir, ni mucho menos desde la perspectiva del Decanato del Colegio Médico.

El impacto en la vida personal, profesional y familiar ha sido notable, porque esta es una enfermedad nueva. Tiene un comportamiento incierto, hemos tenido mucho temor al inicio. Hasta ahora debemos guardar ciertas nuevas costumbres como, por ejemplo, el distanciamiento, el uso del protector facial, la misma seguridad durante la atención del paciente.

Uno de los objetivos que se ha visto truncado son las actividades como Colegio Médico. Para los colegas, naturalmente, para este año, no ha sido posible realizarlas de forma conjunta, esperamos que el próximo año uno de estos proyectos se pueda plasmar. No solamente acá, sino a nivel nacional.

Hubo una gran limitante para todos, a nivel logístico, el tema económico. Todo ha sido en modo COVID, lamentablemente. A través de los hechos presentados, hemos tenido que abordar una serie de trabajos. Han fallecido más de 200 médicos y más de setenta han estado internados en Unidad de Cuidados Intensivos. La situación ha sido difícil, un reto a nivel profesional.

Muchos de los infectados han sido amigos, incluso colegas fallecidos como el Dr. Enrique Marroquín, quien fue nuestro profesor, una persona muy querida. Nos ha tocado vivir momentos profundamente de tristeza, sumamente estresantes. Con mucha incertidumbre.

Una de las preguntas que me realicé fue ¿cómo se iban a desenvolver las cosas en un ambiente históricamente olvidado? Hablo de la salud pública, donde no solo el personal sanitario médico, sino todo el personal asistencial de la salud, ha visto peligrar su vida, su salud e incluso familiares cercanos. Esto nos tocó vivir y espero que vaya pasando poco a poco.

Nosotros hemos estado en contacto permanente desde el primer caso, incluso desde que un colega ginecólogo que laboró en Bambamarca hasta su último minuto.

El Colegio Médico ha invertido mucho dinero en dar soporte a nuestros colegas agremiados. Por ejemplo, con estos traslados, hemos brindado ambulancias, las cuales tienen un costo alto y no solo en los medicamentos.

En estos momentos el contagio ha disminuido; esperamos que no haya una segunda ola; pero, igual nos estamos preparando como colegio médico. Nuestra prioridad será siempre la salud y el bienestar de nuestros colegas. Mantendremos nuestro apoyo hasta que persista toda la pandemia.

Lamentablemente, algunos de ellos han perecido, pero la mayoría de los colegas que hemos podido socorrer, en este escenario, han salido airosos. Hemos visto el apoyo de algunas entidades, personas y organizaciones de la sociedad civil, así como egresados de algunas promociones del Colegio Cristo Rey, quienes brindaron su apoyo desinteresadamente.

Cada médico que nos llamó, cada colega que manifestó sufrimiento, ansiedad, temor y dificultades respiratorias, ha sido socorrido por nuestro Colegio. Lamentablemente, ha sido triste que algunos hayan fallecido. Esto es más triste, lo más duro que hemos podido ver. Quedan familias en la orfandad, hijos, esposas y todas las consecuencias que deja un colega que se va.

Los momentos positivos que pintaron de colores fueron la solidaridad de los médicos, la predisposición de mis colegas para estar ayudando. Ver la esencia del compromiso, no solo de los médicos, sino también del personal sanitario. La familia en casa esperando, las hijas con una palabra de aliento, esto fue reconfortante. Y el apoyo decidido del Colegio Médico en estas circunstancias.

Ante el momento triste de un médico caído, la posibilidad de tener la ayuda del Colegio Médico, de tramitar una referencia, una ambulancia, el apoyo de la ciudad de Lima o el apoyo brindado de la Unidad de Cuidados Intensivos, ha sido transcendental. Esto nunca se había visto. Hablamos de una coordinación masiva.

Han sido cientos de casos a nivel nacional. Hubo un gran compromiso de los hermanos de la medicina, también es un tema muy sensible. Yo recuerdo, porque ya en ese momento hemos superado todo esto. Repito, espero no volver a pasarlo.

La atención del personal hospitalario para con el poblador, todas las artimañas que se tuvieron que hacer para mejorar la capacidad de respuesta. Tomar un sinnúmero de decisiones y acuerdos para aumentar la capacidad resolutiva, de lograr un espacio en el Simón Bolívar, trabajar junto con la DIRESA, creo que fue un punto a favor.

La gestión de la Villa EsSalud, gestión de lo que sería un mercado, cuestiones de emergencia, que pudieron resolver problemas. Eso también deja un buen sabor.

Dentro de mi especialidad, recuerdo a una persona joven que necesitaba entrar a quimioterapia, se le tomó una prueba COVID. Cuando recién empezábamos, no quedaba claro su condición, porque una llamada me informaba que había salido positivo a la prueba molecular; pero haciendo la investigación, no fue dable, entonces no salió positivo formalmente. Nunca tuvimos la positividad, no sé de dónde salió la llamada. Ese es el caso que yo más recuerdo.

Teniendo pacientes con trombosis o problemas neoplásicos, inmunodeprimido, acá, en EsSalud, no se detuvo esa atención; de cierta manera, también nos da una satisfacción.

La parte de oncología con el doctor Vargas siempre activo con el apoyo brindado. Bueno, eso nos deja otra satisfacción, tampoco hemos tenido mayor problema con nuestros pacientes.

El virus no se irá. El virus se va a quedar entre nosotros. Si queremos cuidarnos a nosotros mismos y a nuestros familiares, sobre todo, a los más vulnerables, debemos asumir esa nueva convivencia. Mantener una distancia entre personas y evitar las aglomeraciones, lavarse las manos, utilizar alcohol gel. Una vez que esto se vaya calmando, el virus se distanciará.

El mensaje que he aprendido y quisiera compartirlo es que hay que disfrutar la vida al máximo, porque el tiempo de vida que uno tiene es un suspiro. Un día estamos acá y otro día no se sabe, hemos tenido incluso familiares y colegas que han perdido la salud en una semana, después de muchas semanas en UCI han fallecido. Vale la pena hacer una reflexión, tomar en cuenta las prioridades que uno tiene en la vida y cómo las aborda.

ENTREVISTA XV:

COMENZAMOS A REALIZAR OPERATIVOS DE PREVENCIÓN

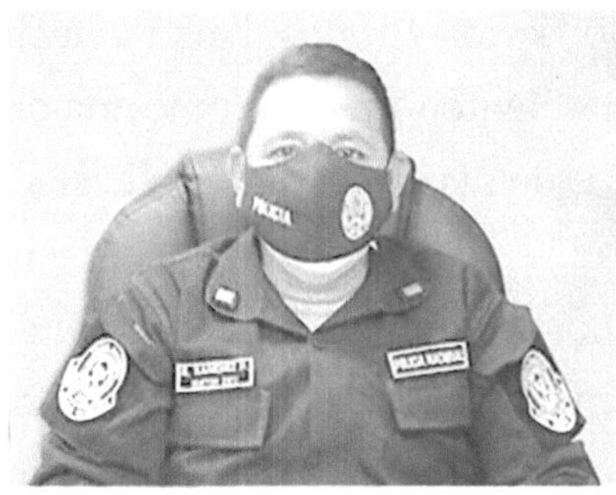

Gustavo Fernando Sánchez Padilla

Cajamarquino, comisario sectorial de Baños del Inca.

La COVID-19 es un virus muy peligroso, que ha causado muchas muertes. Para mí, significa una enfermedad desconocida que tiene mucho que ver con un proceso viral, con una enfermedad que afecta a los pulmones.

Gran parte de los cajamarquinos se ha contagiado. Algunos de forma asintomática, otros han necesitado ser hospitalizados, algunos en cuidados intensivos; desgraciadamente, otros han fallecido a consecuencia de esta enfermedad.

Esta pandemia ha cambiado mi vida. Hubo temor en cuanto a ser contagiado. Cambié, de repente, en lo concerniente a hacer un poco más exigente en las medidas de protección personal, para no poder contagiarse de este virus. De hecho, este evento me ha exigido ser más responsable en el cuidado personal, en la salud, en el distanciamiento. Todo ello para poder evitar contagiarse no solo de esta enfermedad, sino de muchas otras virales.

Años atrás también tuvimos la gripe porcina. Esta enfermedad no fue pandemia, pero sí epidemia en el Perú, y hubo fallecidos. Sin embargo, por coronavirus, la cifra ha sido muy superior. Nos ha cambiado la vida a todos. Nos ha hecho reflexionar en nuestro comportamiento y en nuestra forma de ver la vida.

A raíz de la pandemia, el personal policial no estuvo excluido a esta enfermedad. Tuvimos personal que se había contagiado, pero, gracias a Dios, ninguno trajo consecuencias fatales, lograron salir de este mal y nuevamente se incorporaron al servicio.

Nuestros implementos de bioseguridad que venimos utilizando desde el primer día que salió este virus son la mascarilla, el uso de alcohol, de jabón líquido y el desinfectante para pies ubicado al ingreso.

En caso de las personas que llegan a la comisaría para presentar sus denuncias, tuvimos que implementar un sistema que evite un contagio con el personal policial, eso los motivó a seguir trabajando más por nuestra gente.

La Policía Nacional brinda su servicio a la sociedad. Y, a pesar de estar pasando por una crisis de tal envergadura, hemos seguido atendiendo al público, porque la seguridad también es primordial. Todo ello con nuestras medidas de seguridad y con mucho cuidado.

Nosotros acá, en Baños del Inca, formamos un comité contra esta pandemia, lo ha presidido el alcalde, y venimos trabajando en forma conjunta antes que se incrementen los casos.

Hemos tenido diversas formas de cómo llegar a la gente a través de patrullaje en conjunto. Hemos realizado perifoneo para que la gente tome conciencia de que esta es una enfermedad nueva, que mata, que hasta el momento no tiene cura, no hay vacuna. Realizamos campañas desde el comienzo, incluso, cuando ya las cifras aumentaron.

En Cajamarca, empezamos a realizar operativos de prevención conjuntamente con el ejército peruano. Por otro lado, hemos trabajado con juntas vecinales, con el objetivo de crear conciencia en nuestra población bañosina. Muchos de ellos creían que este virus no llegaría hasta sus comunidades, sin embargo, no fue así. Pero gracias al trabajo en conjunto, hemos logrado crear conciencia de prevención.

No obstante, hay gente que todavía no toma conciencia de lo que estamos viviendo. A lo largo de estos siete u ocho meses de combatir en forma conjunta, fusionado con las autoridades, hemos visto que hay gente que no toma conciencia, porque hemos detenido a personas por incumplir el estado de emergencia, individuos que se encontraban, por ejemplo, en reuniones como pelea de gallos, personas bebiendo licor, gente que creía que este virus es algo ficticio. Estos son los inconvenientes que hemos tenido.

A lo largo de estos meses, hemos visto que esas personas que han sido intervenidas tomaron conciencia, puesto que los hemos visto en las calles utilizando sus implementos de bioseguridad. También se han tomado las acciones legales, tal como, a los organizadores de estos eventos, han sido denunciados y están en proceso de denuncia con la autoridad competente.

He logrado evidenciar el sentido de humanidad y desprendimiento por parte del personal policial, quienes hicieron llegar en forma voluntaria su apoyo a los que más necesitaban. El personal policial se ha organizado mediante la creación de canastas, bolsas de víveres, y eso fue un incentivo para seguir trabajando y apoyando a mi personal, a fin de llegar a la gente más pobre y necesitada.

En la fase donde fue el pico más elevado para Cajamarca, la gente ya no podía salir a las calles y pedían apoyo, especialmente las personas que vivían en extrema pobreza. A esa gente nosotros hemos podido llegar.

Recuerdo una frase que una vez me dijo un colega de la unidad: «Frente a las adversidades siempre se avistarán nuevos tiempos y seguiremos adelante.»

A la población le quiero decir que frente a esta pandemia hay que seguir cuidándonos, cuidar a nuestras familias. Continuemos utilizando nuestros implementos de seguridad, Dios quiera que no haya un rebrote. De forma personal, creo que ese rebrote no se va a dar, porque la gente está tomando conciencia de que esta es una enfermedad que mata.

ENTREVISTA XVI:

APOYARNOS UNOS CON OTROS DESDE EL NIVEL INICIAL PARA EL BIEN DE NUESTROS NIÑOS CAJAMARQUINOS

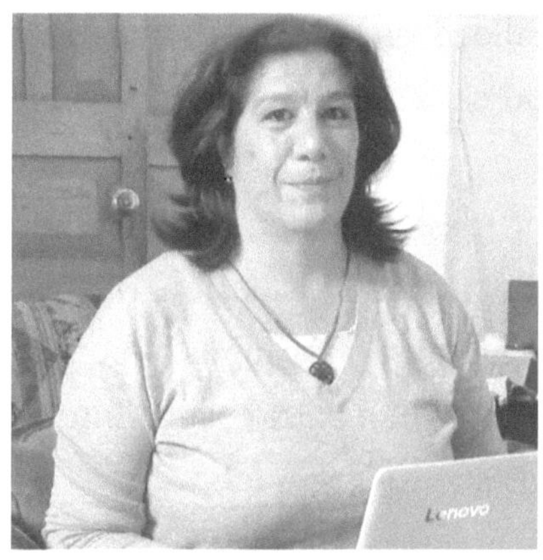

Rocío del Carmen Barrón Gonzales

Cajamarquina, egresada de Instituto Superior Pedagógico Hermano Victorino Elorz Goicoechea, especialista en Educación Inicial de la Unidad de Gestión Educativa Local, conocida como UGEL, en Cajamarca.

La COVID-19, para mí, es una enfermedad que ha originado una incertidumbre y un gran temor por las pérdidas que está ocasionando. He tenido amigos y familiares que, de repente, perdieron la vida. Creo que eso representa un temor terrible.

Como docente del nivel inicial, la pandemia ha hecho que todo dé un giro total. Estoy acostumbrada a interactuar con las personas, con las docentes e ir a las instituciones a hacer visitas, incluso, a interactuar con los mismos niños. Ahora, definitivamente interactuamos a través de una pantalla.

He tenido muchos cuidados dentro de la misma familia. Ya no podemos vernos con muchas amistades, porque hay que cuidarse y hay que seguir esas normas, nada más queda pensar en la salud de todos.

Bueno, en realidad, en la parte laboral, hemos tenido muchas metas, tales como capacitaciones y actividades presenciales. La verdad es que, en esta pandemia, hemos logrado reinventarnos y lanzar esas actividades de manera virtual y nos ha dado muchísimo resultado, de mucha satisfacción, puesto que han respondido los padres de familia y los niños (a pesar de que en el nivel inicial son pequeñitos) han participado. Entonces, hemos tenido que cambiar, y lo estamos logrando.

Por ejemplo, una de las estrategias que hemos lanzado ha sido los concursos a nivel inicial, de los cuales han participado los padres y los niños, y confieso que nosotros los hicimos con un poquito de temor. Sin embargo, pensamos en dar un concurso de cuento y uno de canto, o de las mismas experiencias que yo aprendo en casa. Son cosas prácticas que se lanzaron en el mes de mayo para la celebración de la educación inicial. La participación fue un éxito, los niños participaron con sus papás; nos enviaron sus videos y lo logramos sacar por la página de la UGEL. Por lo tanto, fue muy satisfactorio ver cómo los pequeñitos se han integrado y han realizado esta participación.

Tenemos un aproximado de 376 instituciones solamente en la provincia de Cajamarca.

Esta pandemia nunca la esper*ába*mos, pero sí escuchamos incluso que a finales de diciembre ya estaba en Europa y la gente moría; pero jamás pensamos que íbamos a ser afectados todos.

La verdad es que vivir y pasar este tipo de preocupaciones en este 2020 ha sido tan inesperado; pero creo que ya estamos todos viviendo y tratando de superarlo.

Queda la incertidumbre de cómo vamos a realizar los trabajos, porque nadie tenía previsto esta situación. Se dio un cambio de la noche a la mañana e iniciamos un estado de emergencia para quince días inicialmente, que todo el mundo esperaba que se iba a terminar; pero, esto se ha ido alargando meses.

En la parte laboral, todos nos preguntábamos en un inicio: «*¿Cómo vamos a hace*r para trabajar con los niños?», y decidimos implementar la estrategia que lanzó el ministerio. Sin embargo, nos surgía otra inquietud: «*¿Lograremo*s contactarnos con los niños?»

Todo esto nos ha generado mucha preocupación; además, hemos tenido padres contagiados, niños que igualmente se han enfermado, profesoras, directoras. Todo ha ocasionado muchísima tensión.

Y a pesar de esto, hemos tenido que seguir trabajando, tratado de apoyarnos unos con otros desde el nivel inicial para el bien de nuestros niños cajamarquinos. Entre todas las docentes, las directoras y nosotras como equipo de especialistas, hemos tratado de estar apoyando, estamos informando, conectados a través del teléfono y de las plataformas para poder aliviar por lo menos un poco la tensión.

Como UGEL, trabajamos con las instituciones públicas y privadas de educación. El apoyo de otras instituciones, sin embargo, no hemos tenido.

Las docentes han tratado de contactarse con los padres a través del teléfono o de algún tipo de comunicación como los agentes municipales, los tenientes gobernadores, las radios locales.

En otros casos se ha tenido que mandar comunicados, porque muchos padres de las zonas rurales de Cajamarca no cuentan con teléfono, otros tienen un teléfono, pero es básico, solo para llamadas. En otros lugares, las familias no cuentan con radio, ni televisión y mucho menos con teléfonos básicos.

Gracias a Dios, las profesoras, que son tan comprometidas, han logrado contactarse con algunas personas que viven en algunos caseríos; otras se han contactado con los choferes del camión lechero que llegan todos los días, y han logrado enviar las actividades y trabajos para toda una semana, luego retornan los trabajos de la misma forma y esas son las evidencias.

Algunas maestras han formado grupos de Whatsapp; otras envían mensajes de textos para comunicarse con los niños, y otras los llaman por teléfono. Las maestras están tratando de llegar a todos. Hay un porcentaje no inmenso; pero, podríamos decir, ¡un porcentaje que se preocupa en verdad!

Hay niños que no se les ha logrado contactar pese a los esfuerzos de la docente, pero se les está identificando, estamos viendo cómo llegar como UGEL, preocupados por implementar una estrategia o por lo menos para no dejarlos atrás. Habrá en algún momento la fase semipresencial. Por lo tanto, estaremos al pendiente para que no se atrasen.

Esto nos ha costado mucho temor, al mismo tiempo, nos damos cuenta de que con las personas con quienes contamos –puede ser parte de nuestra familia, los compañeros de trabajo, los amigos– siempre estamos mandándonos mensajes de aliento.

Las mismas profesoras, cuando nos contactan o nos llaman, agradecen mucho por el apoyo que estamos brindándoles como equipo de especialistas. Creo que en ese sentido esto nos motiva a salir adelante.

También, hemos interactuado en plataformas virtuales tanto con docentes como con directoras, y nos han manifestado su gratitud ante todo el esfuerzo que estamos realizando para tratar de apoyarlas, para orientarlas. Eso a nosotros nos alienta a seguir adelante.

No hay que bajar la guardia, continuar llegando a los padres y a nuestros niños. Tener muchísimo cuidado, ser respetuoso con nuestra vida y con la vida de los demás. De esta manera, podemos superar esta situación tan difícil, hay que salir a la calle solo cuando lo necesitemos, hay que tener mucho cuidado adonde vamos; si son espacios libres, en buena hora, pero siempre con el cuidado respectivo. Hay que pensar que tenemos personas de riesgo a nuestro alrededor; hay que pensar que tenemos niños y que la vida es muy valiosa; por lo tanto, todos tenemos esa responsabilidad y ese compromiso de cuidarnos.

HUBO GENTE QUE OBRABA BIEN Y LA GENTE QUE OBRABA MAL

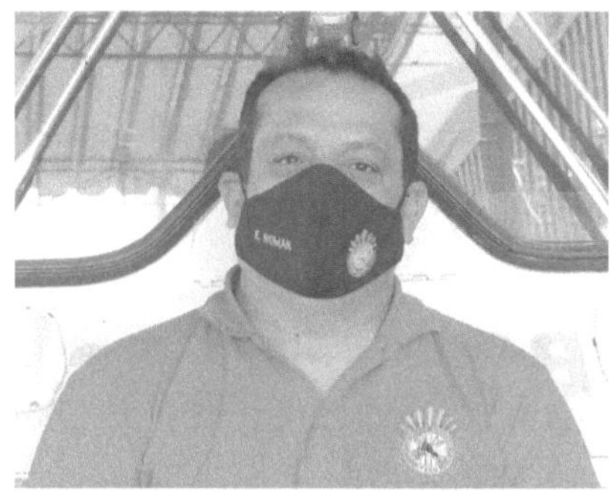

Edson Román Penalillo

Nació en Rímac-Lima, capitán de la Compañía de Bomberos Baños del Inca N° 159.

Dentro de los casos que hemos tenido de COVID-19, hubo un señor que era adinerado. Este señor fue con mucho dinero a que lo aceptaran en una clínica y nadie lo recibió en Cajamarca, absolutamente nadie. Lo recibimos nosotros como bomberos, lo ayudamos con el oxígeno y el medicamento.

La reflexión es que por más que tengas dinero, no significaba nada en esta pandemia. Lamentablemente, el señor murió porque se complicó su salud. Era una persona muy débil y yo creo que fue un caso muy complicado. Se nos salieron las lágrimas cuando falleció, porque habíamos establecido una amistad más de treinta días estando con él. De verdad que él luchó, no pudo contra la enfermedad, ni contra la secuela que le dejó la enfermedad.

En este caso, a él lo mató la secuela. Yo creo que es muy complicada esta situación. Esta pandemia ha desnudado todo. Hubo gente que obraba bien y gente que obraba mal.

En esta época pudimos conseguir once balones de oxígeno; sin embargo, no nos alcanzaba para poder repartir a todos, repartimos diez, y uno nos quedó. Íbamos a dejar un balón de oxígeno a una persona y después lo volvíamos a recargar, así estuvimos toda la pandemia.

Estuvimos en la atención directa con pacientes de COVID. Le perdimos el miedo y con la bendición de Dios nunca nos contagiamos y si nos contagiamos, no nos dimos cuenta.

Dios permitió que saliéramos adelante para seguir luchando, porque hay gente, muy, pero muy pobre. Hemos visto una realidad cruda. Hubo gente que necesitaba oxígeno, pero costaba 200 soles solamente la recarga diaria. Pero, además hubo buenos amigos como el señor Marco La Torre y Johan Silva. Ellos nos regalaban oxígeno para poder dárselo a los más pobres.

En algún momento, unos trabajadores que hacían las recargas nos preguntaban: «¿Cuánto te llevarás por cada oxígeno que recargas?», pero yo les decía: «No solo en la vida es dinero, hay una satisfacción espiritual que eso nadie te lo regala.»

Hemos pasado muchas situaciones. Hemos sufrido, asimismo, al perder muchos amigos.

El comando COVID, a inicios, fue muy bueno, pero la gente comenzó a trabajar por su lado. Felizmente, tenemos gente que todavía confía en nosotros, nos regalaron cloro y pastillas en un balde, y así comenzamos la desinfección en todo el distrito de Baños del Inca, sin más ayuda. De ahí, cuando vieron este apoyo y el trabajo, la gente comenzó a sumarse y a juntar dinero para colaborar con el petróleo del camión.

Llevábamos agua y el desinfectante, a veces nos pasábamos todo un día desinfectando y todos comenzamos a unirnos. Al alcalde lo convencimos de que estábamos haciendo un trabajo adecuado. Él decidió irse a sitios donde no llegábamos aún para que se desinfecten.

Teníamos trabajos de desinfección, atención de emergencias. El trabajo del oxígeno para la gente y las emergencias que teníamos cada día eran más fuertes.

Hubo muchos accidentes personales, y la mayor parte tenía COVID-19. Con la bendición de Dios no nos infectamos y comenzamos a trabajar duro y parejo.

Como bomberos, hemos ido a Cajamarca, al distrito de Jesús y a un sinnúmero de sitios a desinfectar para poder apoyar en lo que podíamos. Todavía hay gente caritativa: nos regalaban tres o cinco galones de petróleo.

Es un tema muy difícil para los bomberos. Para nosotros, no hay tope, paredes o peligro. Hemos tenido gente que nunca ha apostado por nosotros, pero con la bendición de Dios siempre hay una luz y siempre salimos adelante.

Fue tan frágil la situación que en tres días venía la muerte, y significabas «nada» para la COVID-19. En todo este contexto, pensaba mucho en mis dos hijos. ¿Qué les iba a dejar en la vida?, uno tiene quince y el otro, diez años.

Yo creo que nos hemos vuelto personas más allegadas a Dios; yo creo que nos cambió totalmente, nos dio motivo para darle gracias a Dios. Antes nos olvidábamos de Él; pero, esto nos dio para acercarnos más a Dios, Él nos ha escuchado y ahora estamos bien.

Tenemos que ayudar y cambiar a los demás, a ser mejores personas. Lamentablemente hay situaciones buenas y malas. Contamos con gente que superó la COVID-19.

Hubo mucho desprecio, los balones de oxígeno eran alquilados a la gente en casi 300 soles. En otros casos, había gente que les dejaba comida a los infectados afuera de su casa, les tocaban la puerta y seguían su camino. Ni siquiera les preguntaban cómo estaban y esa gente lloraba.

Cuando nosotros, como bomberos, los visitábamos para medir sus signos vitales, nos contaban llorando lo sucedido, se sentían despreciados, «como perros». Sin embargo, nosotros sí entrábamos, porque debíamos ver en qué estado se encontraban.

Yo creo que esta pandemia nos ha demostrado cómo somos en verdad. Este año nos cambió todo, nuestras metas. La intención de sacar una promoción de bomberos fue frustrada. También, estamos viendo un proceso de dos millones de soles para la compra de carros para los bomberos; pero, no se ha logrado, y seguiremos adelante.

Durante la cuarentena, nos hemos sacado el alma. Salíamos a las 6 de la mañana y llegábamos a las 8 de la noche. Cuando llegaba a mi casa, mis hijos me echaban alcohol y recién me dejaban ingresar a mi casa.

La parte más crítica, ha sido recibir llamadas para pedirme los balones de oxígeno; para lo cual hice un petitorio a todas las autoridades que nos facilitara el oxígeno, o los balones para poder repartir a toda la gente que no tenía. Eso fue lo más doloroso.

Haber atendido tanta gente con la COVID-19 y no haber sido contagiados es una bendición; tomando en consideración que hay médicos y en otras instituciones que han fallecido. En cambio, nosotros no hemos tenido ningún fallecido en la región y Dios nos ha bendecido con la salud.

La parte más satisfactoria ha sido unirnos como bomberos, hemos llegado a juntar hasta 2000 soles y con ese dinero poder comprar oxígeno para la población de Baños del Inca.

Por último, debemos sacar lo mejor de nosotros, que nazcan esas ganas de ayudar al pueblo; si somos unidos, nadie tendrá inconvenientes; pero si nos desunimos, vamos a enfermar.

Nosotros, como bomberos, hemos ayudado a muchas personas, a querer a nuestras familias. No hay que ser ingratos con las personas, debemos voltear y regresar a recoger a esa persona. No tengas miedo. Si estás protegido, nada pasará, y unidos vamos a hacer grandes obras y esto depende de todo nuestro pueblo.

ENTREVISTA XVIII:

VINE DE LEJOS PARA ATENDER A MI GENTE Y AYUDAR DONDE LOS DEMÁS TUVIERON MIEDO

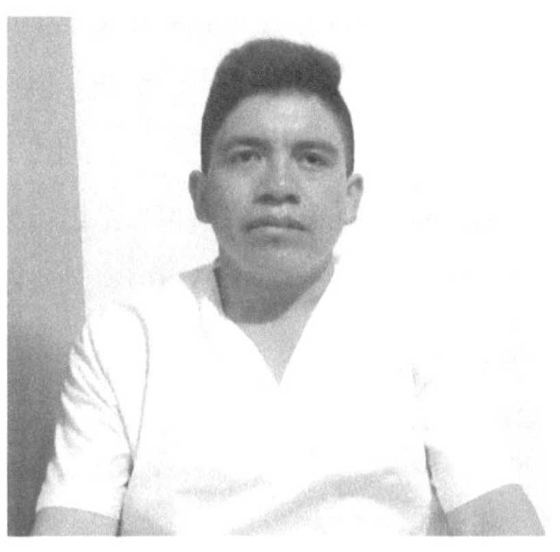

Alfonso De La Cruz Malca

Nació en Chetilla- Cajamarca. Técnico de enfermería del Hospital II EsSalud Cajamarca, egresado del Instituto Tecnológico Privado Mariano Ibérico Rodríguez de la ciudad de Cajamarca.

LA COVID-19 es una enfermedad desconocida, y ha llegado a toda la población, sin distinción de economía o razas.

Para poder trabajar hoy en el Hospital Simón Bolívar en el área de COVID, mucho antes encontré a un amigo, su nombre es Eliseo, al cual encargué que me llamara si hubiese algún trabajo.

Cuando llegó la pandemia acá, en Cajamarca, se dio el confinamiento. Yo me encontraba en Chetilla, en el campo pasteando mis ovejas, y justo entró una llamada de don Eliseo.

Y me dijo: «Coleguita, ¿dónde estás?».

Yo le respondí: «Aquí, por mi casa»

Me pidió que vaya a Cajamarca a las tres de la tarde para trabajar en el área de Unidad de Cuidados Intensivos de la COVID-19.

Me dije a mí mismo: «¡Me voy!». Corrí hasta mi casa dejando mis ovejas en el campo, me bañé, cogí mi mochila y me vine caminando desde las doce del día hasta las cuatro de la tarde. Vine cortando camino para ir por la pista, porque no había movilidad. Me quedé en Huambocancha en el kilómetro siete y medio. Mi hermana se encontraba allí y le dije que tenía una oportunidad de trabajo; pero ya me pasé de la hora, porque me dijeron a las tres de la tarde.

Llamé a don Eliseo y me dijo que todavía me estaban esperando. Tomé una combi y llegué al hospital Simón Bolívar.

El primer día, el doctor nos hizo armar camas y arreglar. Luego de un largo tiempo, el doctor nos entrevistó y nos explicó a mí y a una colega más cómo iba a ser el trabajo. «Acá trabajaremos con pacientes positivos. Entraremos con pañales» —nos dijo.

Bueno, yo me vine decidido a trabajar y lo acepté.

Al día siguiente, llevé mi currículum, pero justo el doctor estaba, creo, viajando a Jaén. Entonces, me envió un mensaje y me dijo: «Ponte a disposición de la licenciada Mari Vázquez». Yo no conocía a la licenciada.

Luego, toqué la puerta con temor y la licenciada me recibió mi currículum, y me preguntó si tenía experiencia y le dije la verdad: «No tengo, solo prácticas».

«Sí, es necesario —me dijo— quédate. Si hay presupuesto, te contratamos». Y me quedé. Me quedé a aprender; si no me contratan, me voy; pero en algo me capacitaré, sabiendo algo para defenderme.

Gracias a Dios vino el contrato, me quedé y estoy muy agradecido de ellos. Vine de lejos para atender a mi gente y ayudar donde los demás tuvieron miedo.

Ahora estoy viviendo lejos de mi familia. Acá, en la sierra, estamos acostumbrados a estar cerca de la familia. Extraño a mis padres, yo siempre he estado con ellos. Pero algunos me decían: «No te vayas porque te vas a contagiar» y otros me decían: «Anda, es tu oportunidad, no vas a encontrar otra oportunidad». Finalmente, me animé y dije: «Si Dios lo permite, moriré». Doy gracias a Dios que todavía sigo con vida.

Una de las dificultades era el uso de los lentes de protección. Como consecuencia de usar la mascarilla y los lentes al mismo tiempo, estos se empañaban y no me dejaban ver. Un día la enfermera me dice: «Mira los parámetros del monitor, para que veas la saturación de oxígeno de un paciente»; entonces, con los lentes empañados, me agacho y me golpeo con el balón de oxígeno, la verdad que me quedé sentado por un momento de tanto dolor.

También, he usado el pañal para adulto, porque no teníamos EPP suficientes y era mucho riesgo irse a cambiar. Pero lo he usado como cuatro veces, porque me empezaron a salir ampollas. Todo esto hemos pasado por protegernos y proteger a nuestros pacientes COVID.

Nuestros turnos en el Hospital Simón Bolívar han sido desde las siete de la mañana hasta las ocho de la noche. A veces salíamos ocho y media de la noche, sin comer absolutamente nada.

Tuve pacientes que rogaban por agua, pero a veces preguntaba a los médicos si era necesario darles. Muchas veces no se les podía dar porque si tomaban agua, corrían el riesgo de aspirarse y podían fallecer. Pero era doloroso verlos pedir insistentemente que les diéramos agua. A veces les daba poquito sin que nadie se enterara con un algodón húmedo y con mucho miedo.

Un día jugando fútbol, me fracturé el tobillo; entonces el huesero me había juntado, es decir, me había arreglado los huesos –así le llamamos aquí en Cajamarca. A este señor lo encontré en la Unidad de Cuidados Intensivos y yo lo estaba paseando como parte de su rehabilitación por la COVID-19. Conversando con él, me dijo: «Yo soy un huesero y tú llegaste con los bordones y te los arreglé». Esto lo recuerdo tan claramente, que continuó diciendo: «Como da vueltas la vida»; y luego me agradeció mucho.

Tengo mis hermanos que se han contagiado de la COVID-19 allá en Moquegua, donde han estado trabajando. Fue una tristeza, porque si ellos fallecen allá, no lo vamos a ver. Dije: «Solo Dios sabe si regresan o no».

Creo que nos hemos hecho fuertes, resistentes. Yo creo que el organismo también se ha acostumbrado.

Gracias a la enfermera y al doctor que nos enseñaron. No sabíamos nada de UCI, no conocíamos los materiales. Tuve una compañera que se llamaba Luciana; gracias a ella también he aprendido mucho del manejo de pacientes y el uso de los materiales, los tubos, el laringoscopio.

Gracias a todos ellos que nos capacitaron, ahora lo conocemos y si nos dicen que veremos una intubación, ya sabemos qué se necesita para ello o para un catéter venoso. Estoy muy agradecido y tengo una experiencia muy linda.

Dentro de toda esta experiencia, he colocado sonda Foley. Me dio la oportunidad la enfermera, y también puse una sonda nasogástrica.

Cuando vino la ola más fuerte, yo pensaba en mi familia. Los llamaba para que no salieran, que yo les iba a llevar si faltaba algo.

Ver cómo mucha gente intubada ha sufrido e imaginar a mi padre con un tubo en la boca da pena a veces.

Hay lesiones que se producen en los pacientes intubados; recuerdo de un jovencito de 31 años que falleció. Si ya nos toca irnos, pues nos vamos como sea.

Si Dios nos permite vivir todavía, que todavía estemos de pie. Todo el tiempo he orado, todos los días que nos cuide a todos y que ya se termine esta pandemia, porque es feo a veces estar lejos de la familia.

Ahora ha bajado el contagio y la población no lo toma con seriedad. Eso no debe suceder, tenemos que tener conciencia de eso. Ahora la población, en algunos caseríos, está haciendo campeonatos de fulbito y fiestas, lo toma como broma y más aún con la novedad de que va a venir el rebrote, como lo están viviendo en otros países, y si nos viene, va a ser fatal nuevamente y creo que en buena hora estamos tomando conciencia.

ENTREVISTA XIX:

DEBEMOS TRATAR DE SOBRELLEVAR ESTE EPISODIO SIN PERDER LA HUMANIDAD

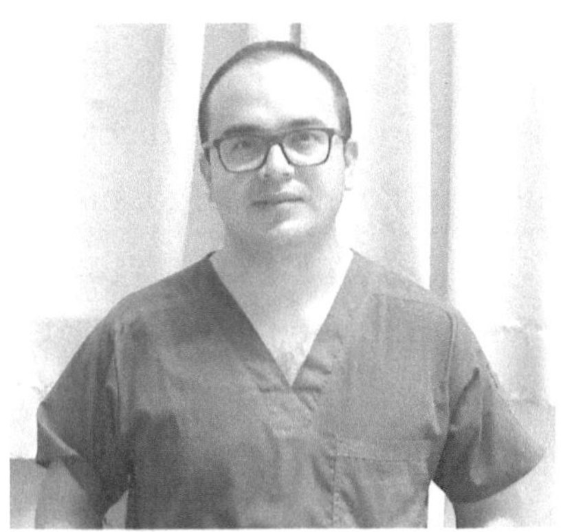

Dr. Bismark Kervet Vásquez Cubas

Nació en Chota – Cajamarca. Estudió Medicina en la Universidad Nacional de Cajamarca. Especialista en Ginecoobstetricia del Hospital Regional Docente de Cajamarca.

La COVID-19, esta pandemia empezó en China y luego llegó hacia el Perú. En nosotros marca un post y un presignificativo, un cambio que abarca conductas personales y también de estilos de vida.

Al igual que la mayoría se ha evidenciado un cierto miedo, temor a las reuniones. Ese miedo nace por el peligro que sentimos al acercarnos a personas que no son de nuestro entorno.

También nace el miedo a contagiar a otros, ya que como personal de salud estamos expuestos. Las salidas con las amistades se suspendieron, nuestras visitas y paseos familiares.

Esta pandemia en Perú se inicia desde marzo. Mis compañeros y yo estábamos por terminar la residencia. Y una de nuestras metas fue concluir con nuestra preparación como especialistas, sacar el título y ponernos al servicio de la población. ¡Bueno!, hemos terminado la residencia en junio y eso es satisfactorio.

En los años de estudio de pregrado, en la universidad, nos planteábamos que podía darse una situación de una pandemia por un virus respiratorio. Sin embargo, nunca pensé que iba a darse tan pronto. Pensamos que por los estudios y las referencias anteriores se iba a presentar una influenza. Pero, al final, uno ya tenía la visión de qué podría pasar, pero no en la magnitud de cómo se está viviendo ahora.

Hubo dificultades en la familia y supongo que las demás familias de cajamarquinos se identificarán también. El hecho de no poder sacar a los pequeños a jugar, pasear o recrearse ha sido una dificultad. Soy una persona muy familiar, y mi preocupación fueron mis hijos, pero tuvimos que hacer sacrificios también.

En el tema laboral, la parte asistencial, como médico, he estado trabajando en un área COVID. Al inicio, la dificultad que he visto acá en el hospital, es que no estaba todo claro, no estaba reglamentado, por lo menos, en el servicio de ginecobstetricia.

No estaban delimitados los parámetros de atención y como somos un personal que está al llamado, era algo preocupante. Al inicio, en el área de COVID, éramos muy pocos. La cantidad de personas fue una dificultad, porque teníamos que estar todo el mes pendiente del llamado de los pacientes. Nos llamaban a cualquier hora y el medio de transporte era otro problema.

No hubo movilidad. Como personal de salud y creo que puedo decir por todos los trabajadores del Hospital Regional y de todo el Perú, ha sido un sacrificio tremendo. Más adelante sí hubo apoyo de empresas privadas para algunas rutas de Cajamarca.

Una de mis experiencias, estando de turno de emergencia, es cuando llegó una paciente COVID. Yo no estaba en horario COVID, pero tenía que prepararla. No hay todo lo necesario para evaluar a una persona obstétrica en esa área. No teníamos un buen doppler para escuchar los latidos del bebé. Y nos trajeron la paciente con el diagnóstico de sufrimiento fetal, que no había aceptado el Hospital Simón Bolívar.

En este caso, se logra a duras penas la evaluación en emergencia. En el tiempo que se están generando los flujos para pasar a sala a esa paciente, hubo una demora considerable, y a uno le queda la duda. Una vez que ya entramos a sala, el resultado fue un óbito fetal.

Te queda la inquietud: «¿En qué momento se produjo ese óbito?», te preguntas. «¿Fue la demora acá o fue en el trayecto?», porque no se pudo hacer una evaluación correcta.

No obstante, por esta pandemia, he tenido familiares que se han contagiado en Lima, pero han tenido síntomas moderados. Y se lograron recuperar, afortunadamente.

Hemos tenido un compañero de trabajo que se infectó, un colega, hizo un cuadro moderado a severo, luego pasó a la Unidad de Cuidados Intensivos. Finalmente, se logró recuperar.

En mi hogar, así como en todos los hogares de Cajamarca, hubo cambios de estilos de vida, esto también ha generado cierto estrés. Pero mi familia me ha apoyado mucho, y, poco a poco, las cosas se han ido normalizando y nos hemos acostumbrado.

Logramos tener una buena comunicación con los colegas, con todos los que trabajamos en el área. La comunicación ha sido más fluida, todo esto en beneficio de las pacientes.

Hemos logrado perder el miedo, el temor que inicialmente hubo. En el momento en que estás perdiendo el miedo, el actuar de todas las personas es más natural, más claro y es menos despectivo, o ya saben qué hacer como pacientes y las decisiones son más fáciles de tomar.

Uno sabe que la vida te va a traer muchas sorpresas; pero, al fin y al cabo, no puedes cambiar todo un evento tan grande, tan impactante. Por ejemplo, tienes que adaptarte bien a un estilo de vida más saludable, evitar el sedentarismo, el consumo de bebidas alcohólicas; asimismo, debes planificar una alimentación saludable. Todo ello es parte de una nueva etapa en la humanidad.

Sin embargo, no puedes perder tu esencia, disfrutar de la naturaleza, de la vida, pero, con valores. Debemos tratar de sobrellevar este episodio sin perder la humanidad.

ENTREVISTA XX:

SOLAMENTE NOS LLEVAN LA DELANTERA

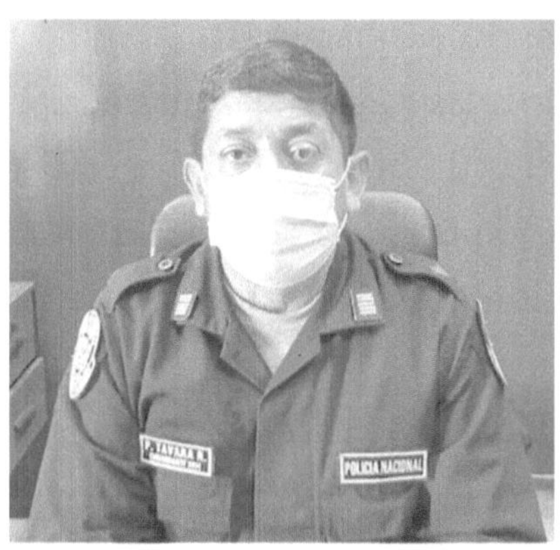

Pedro Ignacio Távara Rodríguez

Oficial de la Policía Nacional del Perú. Comandante de la PNP – Cajamarca.

Brindamos atención a la población en cualquier momento que la requiera. Nos ha tocado trabajar en diferentes escenarios, tales como la delincuencia, desastres naturales y ahora la pandemia. Pero siempre la Policía Nacional está al frente en cada ocasión que se pueda presentar.

No hemos estado preparados para esta pandemia. Lamentablemente, el Estado no ha planificado temas de salud para enfrentar este tipo de hechos: pandemia, como se ha denominado a nivel mundial.

He tenido que enviar a mi familia lejos, porque nosotros como policías estamos expuestos a contagiarnos. Trabajamos en las calles. Prácticamente, no sabemos si llevamos el virus o no a nuestras casas.

Todos estos meses de pandemia alejados de ellos, de nuestras familias, todo mi personal, incluyéndome, hemos estado todos los días al frente de la batalla.

Hemos salido a las calles a dar instrucciones, a ayudar a la gente, a mantener la distancia social. Sin embargo, como peruanos, tenemos costumbres que debemos ir retirando.

Hemos inculcado el aseo frecuente de las manos, el aseo personal, el distanciamiento y el uso de mascarilla. Al mismo tiempo, hemos sido como papás detrás de sus hijos, enseñándole a la gente y diciéndole que debemos cuidarnos todos. Todo ello con la finalidad de cuidarnos a nosotros mismos y a los demás.

Como toda institución del Estado, así como otras instituciones públicas y privadas, este año ha sido un año lamentable de retroceso para todos; nuestros planes, los proyectos se vieron afectados por la pandemia.

Trimestralmente, rendimos a la Policía Nacional, de acuerdo con una ley que tenemos —pues, se hace una rendición a la población— de la situación y actividades de nuestra institución, si estamos avanzando bien o no, todo ha quedado suspendido.

Ha sido una dedicación exclusiva el tema de pandemia y la sensibilización a la población para dar conocimientos en temas de cuidados y de prohibiciones, así como cuidados dentro de sus hogares.

Por otro lado, teníamos que trabajar con las juntas vecinales como todos los años para evitar la delincuencia. Todo esto no se ha podido ejecutar.

Lo que puedo rescatar de este período de pandemia ha sido que, dentro de los problemas que se han presentado, de una u otra manera se ha unido la población.

Me siento orgulloso de mis compañeros de trabajo, los cuales han recolectado víveres, conjuntamente con empresas privadas y amistades, para llevarlos a la gente que no podía salir de sus casas, gente muchas veces abandonada y con muchas necesidades. Muchas veces hemos estado limitados, pero lo poco que se tiene se comparte, para poder ayudar a los demás.

Cajamarca fue una de las ciudades más golpeada. De nuestra Policía Nacional de Cajamarca, llegamos a tener un promedio de 300 contagiados, de los cuales, dos casos fuertes fueron de acá de la Comisaría Central, dos hermanos policías que fallecieron a causa de la COVID-19. Como se dice: «Solamente nos llevan la delantera».

Bueno, estamos todavía a catorce días que se reinicien ciertas actividades económicas en Cajamarca. Hemos entrado a la cuarta fase, pero no podemos bajar la guardia; sabemos que todavía estamos a la espera de una semana más fuerte donde digamos que se va a determinar si esto se ha incrementado o va disminuyendo.

Lo bueno y rescatable de todo esto es que seguimos trabajando. De allí que sigamos en el frente, estamos retomando los proyectos trazados, los planes de trabajo. Estamos con todas las ganas de terminar el año, con cifras azules para la población de Cajamarca.

En pocas palabras, diré que la COVID-19 es un mal que ha venido para quedarse. Y no sabemos qué va a pasar en realidad. Solamente, queda cuidarse y tomar las medidas necesarias por nuestra seguridad y por la de nuestra familia. Prácticamente, se dice que la mascarilla va a ser parte de nuestra indumentaria todos los días. Hacer el correcto lavado de manos, el distanciamiento que deben cumplir con las disposiciones dadas por el Gobierno.

ENTREVISTA XXI:

INVERTIR EN LA AGRICULTURA DEBE SER UNA PRIORIDAD, PORQUE ASÍ TENGAS DINERO, NO VAS A TENER QUÉ COMER

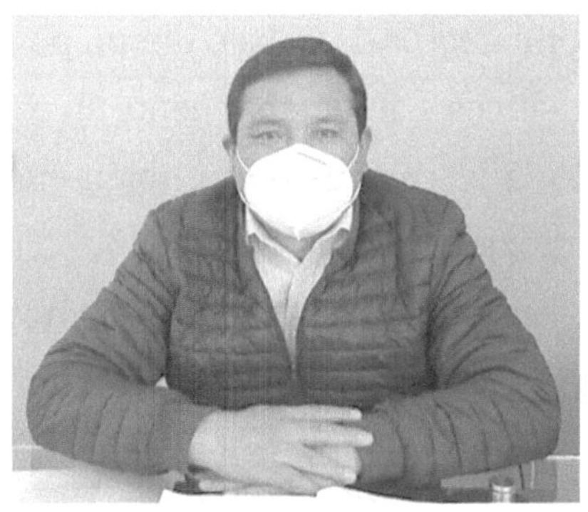

Edilberto Aguilar Flores

Ingeniero civil de profesión, nació en el distrito de la Encañada, egresado de la Universidad Nacional de Cajamarca. Alcalde del Distrito de Baños del Inca.

Como autoridad, me ha tocado vivir una experiencia inimaginable, porque cargábamos con toda la responsabilidad de mucha gente. Nosotros no hemos dejado de trabajar ningún día, desde el día en que se decretó el estado de emergencia a nivel nacional.

Gracias a un equipo compacto de Comando COVID que estaba integrado por instituciones como el Serenazgo, la Policía Nacional, EsSalud, Mesa de Concertación, Gobernación, el Centro de Salud de Baños del Inca.

Hemos trabajado por nuestro pueblo, en la sensibilización a la población, siguiendo las recomendaciones que nos ha dado el Ministerio de Salud, teniendo en cuenta el distanciamiento social, el uso de mascarilla y el uso de alcohol. Hemos hecho un trabajo de hormiga, sensibilizando casa por casa.

Gracias a Dios, no me he contagiado de la COVID-19, pero muchos de mis compañeros de trabajo dieron positivos; sin embargo, fueron asintomáticos. Lamentablemente un compañero falleció.

Hemos usado la ivermectina y también el dióxido de cloro. Yo he tomado el dióxido de cloro unos quince días seguidos como una forma de prevenir. Creo que todos lo hemos tomado, toda la población de nuestro grupo de trabajo de acá de la municipalidad, creo también que así nos hemos protegido de esta pandemia.

Hubo descuido, porque cuando se inició la pandemia, comenzamos a hacer el trabajo fuerte con el ejército, la policía y el Serenazgo, cuidando a los familiares y difundiendo los cuidados; luego hubo un desborde, porque inició la migración de bastantes paisanos tanto de nuestro distrito y de otros, y, lógicamente, tenían que pasar por acá, por ejemplo, de la Encañada, Celendín. Es ahí donde viene el contagio más que todo de la costa. Eso hace que se desborde y se contamine la población del Distrito de Baños del Inca.

Baños del Inca prácticamente es como un anexo de la ciudad de Cajamarca y sus centros poblados cercanos. La costumbre de la población es hacer el comercio con Cajamarca todos los días. Por ende, la forma para que no se expanda esta pandemia, porque donde empezó fue en Cajamarca debido a los comerciantes que traían los productos de la costa, lamentablemente en la costa fue donde avanzó y llegó más rápido la pandemia; por lo tanto, la forma para que no se difunda esto era no acudir a los mercados de Cajamarca. Para esto hicimos toda una estrategia no solo mi persona, sino todo el Comando COVID.

Conjuntamente se decidió aislar los accesos a Cajamarca, sobre todo a nuestra población que realiza el comercio. Puesto que la población que se fue con el objeto de trabajar, se cuidaba.

Por esta parte, no había ningún problema; hubo mucho cuestionamiento, pero, con la finalidad de que la población de la zona rural no se contagie, ya que en la zona urbana estábamos cuidándonos. En la zona rural, mucha gente no ha tomado conciencia de este contagio.

Inclusive en estos días dicen que ya no hay contagio, se están confiando. Esta decisión tuvo que ser radical: dimos cuenta de cómo prevenir para que no avance el contagio rápido a Baños del Inca.

Mucha gente inclusive hasta murmuró: «¡Qué se creen ellos que son una república independiente, están liberados para poder llegar a estos extremos!», manifestaron.

Cuando ya se liberó todo, inclusive nuestro personal, en este caso Serenazgo, el ejército y la policía, terminamos cansados. Sin embargo, teníamos que controlar combis, los transportes públicos; y empezó el contagio en el mes de julio.

Ha sido del contagio más alto en Baños del Inca, de acuerdo a nuestro diagnóstico que tenemos. Cuando hemos hecho las pruebas rápidas, hemos llegado casi al 30% de la población y yo calculo que en Baños del Inca fácil hemos llegado al 50% de la población, parte de la ciudad se contagió.

Luego ha ido decreciendo. Ahora sí en cuatro días se han sacado las pruebas rápidas, nuevamente, por parte del Ministerio de Salud. Actualmente, tengo un alcance que estamos prácticamente al 9 o 10% todavía de contagio. En todo caso, las personas que se han contagiado todavía están dando positivo, porque esto no pasa así de rápido. Si no me equivoco, todavía se mantiene el virus un par de meses; lo que está dando resultados es la prueba rápida; pero ahora la población ya ha cogido la costumbre, por ejemplo, de prevenir con el lavado de manos, uso de alcohol, y el aislamiento.

Hemos visto que los restaurantes están tomando conciencia, están acatando disposiciones que el Ministerio de Salud recomienda. Y también yo, todos los días difundo esto las veces que tengo la oportunidad de que me entrevisten en los medios de comunicación.

Mientras que no derrotemos 100% esta pandemia, no debemos confiarnos y eso depende de toda la población. Lamentablemente, no hay medicina para curarlas, y lo único que tenemos que hacer es cuidarnos todos.

Hemos aprendido a valorar la vida. Es cierto, no de repente como jóvenes, pero como todo ser humano. Esta pandemia nos ha dado una gran lección.

Esta enfermedad nos ha mostrado que somos muy desordenados y ahí está el contagio, que se da de persona a persona. Dentro de las tradiciones que tenemos, por ejemplo, de las cuales también he participado, soy católico, por lo tanto, había muchas actividades donde se observaba acumulación de gente. Imagínense si se hubiese dado la pandemia en época de carnaval, hubiera sido un caos para Cajamarca.

Por otro lado, estamos sobrepoblando la tierra y si nosotros no tenemos un orden una limpieza, con el tiempo vendrán más enfermedades. Además, acerca de esta enfermedad se escucha que puede estar mutando y que se puede hacer más fuerte.

Yo era consciente, yo siempre me he protegido con mi mascarilla y mi alcohol. En mi domicilio, también siguiendo las recomendaciones, teníamos la desinfección del calzado, ya era consciente de no exponerme, trabajaba acá e iba a hacer las visitas, pero tenía bastante cuidado de no tocar las paredes, en caso de llegar a las escaleras, siempre pensando en la familia.

Imagínese si me hubiese contagiado, tengo cuatro niños, y sé que no se derrumbaría la gestión, porque yo he estado siempre trabajando, no he faltado, inclusive los domingos teníamos el trabajo con Defensa Civil y el Serenazgo, y bastante me han ayudado los del Serenazgo; hemos trabajado juntos. A veces yo pensaba que ya nos habíamos contagiado, porque a veces teníamos algunos síntomas del resfriado, pero, gracias a Dios, no ha sucedido.

Cuando me sacaron la prueba rápida, le dije a la doctora: «Si salgo positivo, por favor, tiene que ser muy cautelosa en decirme, porque si se difunde esto, va a ser un caos en la Municipalidad, porque las áreas administrativas han trabajado, nunca han dejado de trabajar». Entonces, si hubiera sido la mala suerte de que me hubiera contagiado, yo sé que ahí hubiera sido una desorganización.

La parte positiva, como le menciono y nos enseña, es un cambio de vida. Recuerdo que en un momento de descuido yo tenía dolor de diente y me fui al dentista, me puso una ampolla para la infección y esa ampolla me chocó, porque también tengo los triglicéridos altos y en cuatro días me hizo bajar diez kilos. Automáticamente dije: «Ya estoy contagiado». Le dije a mi esposa Isabel Coro Álvarez: «Quiero aislarme»; y mi esposa me dijo: «No te preocupes, si tú estás contagiado, yo también quiero contagiarme, no quiero que estés solo». Entonces, ahí me di cuenta de que hay un apoyo infinito de la familia.

Luego, me fui con miedo al médico y me decía a mí mismo: «¡Qué raro!, si no tengo ningún síntoma de contagio». Eso fue producto de no decirle al médico que yo tenía los triglicéridos muy altos, me hubiese podido dar un ataque, pero, gracias a Dios, me hizo bajar de peso.

Mi mensaje a los vecinos de Baños del Inca es que esta pandemia nos ha enseñado muchas realidades. Una de las más importantes que hemos visto es que creo que ahora todos nos hemos dado cuenta de que más vale valorar la vida. Otra enseñanza es que todo no es dinero, por ejemplo, toda la gente se preocupaba en poderse abastecer de productos, todos compraban su comida, sus útiles para sus servicios básicos. Imagínese si nuestros amigos del campo prácticamente no valoraran la agricultura.

Deberíamos proteger a nuestro medio ambiente, proteger a nuestra naturaleza y no ser tan irresponsables de solo extraer, en este caso, los minerales.

La minería no es una economía sostenible. Dentro de esta pandemia, nos hemos dado cuenta de que nuestro presidente debe dar otro giro de cómo invertir nuestros recursos económicos y no solo estar pensando en la minería.

Tenemos que proteger nuestra naturaleza, nuestro medio ambiente hacer infraestructura de riego más que todo para las cosechas. Invertir en la agricultura debe ser una prioridad, porque así tengas dinero, no vas a tener qué comer, creo que eso debe ser la política nacional, y nosotros como política local no podemos hacer eso, puesto que las leyes salen del Ejecutivo y Legislativo.

ENTREVISTA XXII:

DEBIERON APOYARNOS…Y TRAERNOS DE VUELTA

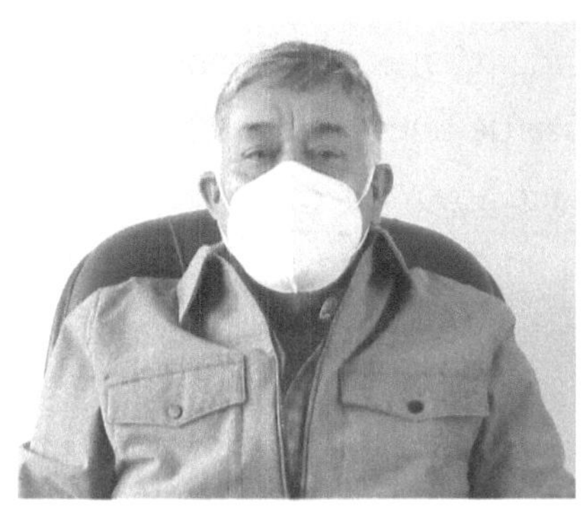

Edín Rojas Marín

Secretario técnico y gerente de Seguridad Ciudadana, capitán PNP en retiro, Serenazgo-Cajamarca. Nació en el distrito de José Gálvez, provincia de Celendín, departamento de Cajamarca. Estudió también en el distrito de José Gálvez su primaria y secundaria. Sus estudios superiores como oficial de la policía los hizo en la ciudad de Lima.

Actualmente estoy ocupando el cargo de gerente de Seguridad Ciudadana de la Municipalidad Provincial de Cajamarca y también soy el secretario técnico del Comité Provincial de Seguridad Ciudadana.

Bueno, esta pandemia ha sido, de forma personal, un conjunto de sentimientos encontrados que no puedo explicar. Perdí familiares que jamás imaginé que se irían mucho antes de tiempo y en estas circunstancias.

No solo perdí familiares, sino también una gran parte de amigos y paisanos aquí en Cajamarca. Muchos de ellos fueron amistades y compañeros que trabajaron conmigo, trabajadores de la Municipalidad. Fue doloroso.

Recién la pandemia nos está dejando, pero hay que tratar de cuidarnos y cuidar de nuestros familiares y amigos. Conozco a todo el personal que hoy me acompaña, somos una gran familia y trabajamos como un grupo muy unido. Siempre nos hemos apoyado y creo que esto nos ha ayudado a afrontar esta pandemia.

En la etapa de cuarentena tuve muchos problemas de salud, tuve que viajar a Lima y después de mi recuperación, a mi retorno, se dio el estado de emergencia y no podía regresar a Cajamarca.

Tuve que estar por espacio de un mes y medio en Lima, queriendo regresar. Aquí me di cuenta de que la gente sufría por regresar a sus hogares. El hambre fue evidente, los niños expuestos, mujeres y familias enteras que vienen a la capital a buscar oportunidades. Han estado varados por mucho tiempo en las calles de Lima.

No hubo posibilidad de retornar porque debíamos esperar órdenes del Gobierno en los traslados humanitarios. Y cuando se dio esa oportunidad, estuvimos por abordar un bus; sin embargo, en esas circunstancias, los médicos realizaban despistajes de la COVID-19, y nos diagnosticaron COVID positivo.

Todo esto fue muy complicado, mi esposa y yo estábamos muy preocupados, lejos de la familia, lejos de nuestra casa. En Lima nos acogió una señora de edad avanzada y, gracias a Dios, tuvo buen corazón, nos dio un departamento de su hermana que estaba en el extranjero. Y pasamos allí la cuarentena.

No tuvimos síntomas, pero teníamos miedo que en cualquier momento se fuesen a presentar, porque aún mi salud estaba delicada. Fuimos al hospital de la Policía, nos hicieron la prueba molecular y dimos negativo. La verdad es que esta situación es angustiante: el no saber qué prueba es la que da verdaderamente un diagnóstico, es algo que afecta lo psicológico. La angustia es más fuerte que la enfermedad.

Mi esposa estaba muy preocupada porque mi estado de salud todavía era delicado. Ella ha sufrido muchísimo. Y como usted sabe, una mujer fuerte es la base fundamental en una familia, le agradezco todo lo que ella hizo por mí y mi familia.

Lo que verdaderamente ha sido angustiante, ha sido ver que en estas circunstancias la Gobernación Regional negó el ingreso de paisanos a Cajamarca. En mi opinión personal, esto no debió ser así. Por el contrario, debieron apoyarnos con vehículos y traernos de vuelta, éramos muchos. Como cajamarquinos debimos darnos la mano.

Por otro lado, dentro de nuestras funciones, hemos tenido que socorrer a ciudadanos con la COVID-19 en nuestras propias unidades, exponiendo a nuestro personal, y creo que esto lo debieron hacer los hospitales; pero lo hemos realizado nosotros de forma silenciosa.

De nuestro personal, un promedio de 45 efectivos dio positivo, cuatro estuvieron en Simón Bolívar y uno en Unidad de Cuidados Intensivos. Nuestra fuerza, nuestra espiritualidad, los que creíamos en Dios, rezábamos por cada uno de nuestros compañeros. Gracias a Dios, todos salieron sanos y salvos, ninguno falleció.

Tuvimos conversaciones y reuniones con el señor alcalde, con la alta dirección, teniendo en cuenta que también estábamos en primera línea. Solicitamos que los implementos de seguridad sean los adecuados, tuvimos apoyo de todos.

Nuestro personal siguió luchando en la pandemia, pese a que muchas veces hemos tenido que levantar cuerpos de personas infectadas por la COVID-19.

Para mí, la mejor fortaleza que he encontrado es el aspecto espiritual. Eso es lo que más nos ayudó a cada uno de nosotros. Creer en Dios, todo depende de Él, siempre y cuando hagamos las cosas con bien, eso realmente ha fortalecido nuestro trabajo y sigue fortaleciendo.

¡Creo que sí vamos a salir de esta! Porque lo peor que podíamos encontrar es el temor, el miedo y la información que encontrábamos en los medios; pero la única forma de tratarse va a ser el cuidado de uno mismo sobre todo con el uso de la mascarilla.

Espero que la pandemia nos permita a cada uno de nosotros, como cajamarquinos, como peruanos, ser más humanitarios, vivir más en fraternidad, más cerca como cristianos y apoyarnos unos a los otros por nuestros hijos, por nuestros nietos y por toda la familia cajamarquina que nos rodea para seguir saliendo adelante y tener una Cajamarca próspera y segura.

ENTREVISTA XXIII:

MIS COMPAÑEROS SE ENFERMARON Y TUVIMOS QUE DOBLAR LOS TURNOS

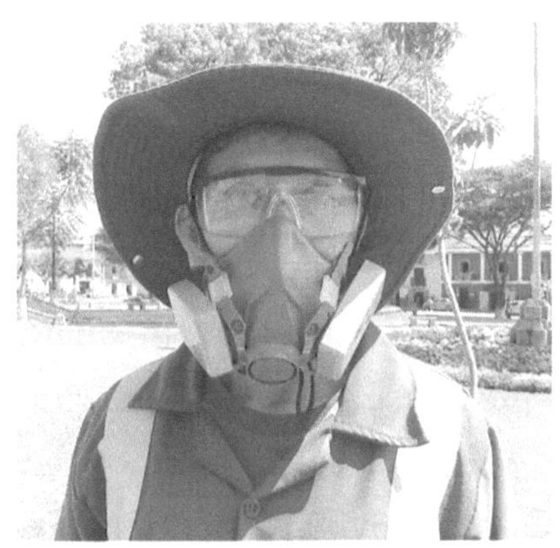

Gregoria Saucedo Vásquez

Con más de cuatro años al servicio de Cajamarca, trabajadora de limpieza pública de la Municipalidad Provincial de Cajamarca.

He sentido mucho temor, la pandemia me chocó bastante. Hubo mucho miedo para salir a trabajar y que nos podamos contagiar.

Yo trabajo en limpieza pública de la Municipalidad. Tengo tres hijos, de los cuales dos son profesionales y uno está en secundaria; no tengo familiares directos que hayan muerto por la COVID-19, pero si familiares lejanos enfermaron, algunos conocidos perdieron la vida.

Mis compañeros se enfermaron y tuvimos que doblar los turnos. Desde ese momento, he tenido que trabajar haciendo limpieza pública desde la iglesia La Recoleta hasta las últimas calles de José Gálvez, solo fuimos dos personas, éramos algo de setenta para toda Cajamarca.

La municipalidad solo nos dio el respirador y los guantes para la limpieza pública. Ya cada uno se tenía que proteger, con cuidado, con temor.

Lo que me marcó esta pandemia ha sido cuando me llama mi cuñada desesperada, cuando la esposa de su hermano estaba grave en el hospital. Queríamos ir a verla, pero estaba prohibido. Ella tenía una bebita de tres años, y en los momentos que yo estaba trabajando, me rogaba que la acompañara al hospital, pero fue imposible. Y me quedé muy triste, porque ni siquiera pudimos despedirnos de ella. Nosotros estamos acostumbrados a visitar a la familia, a acompañarla, cuando están enfermos, cuando están hospitalizados.

La esperanza que tengo es que todo va a cambiar. Espero que la raíz de todo este problema acabe. Que tomemos conciencia y ya no sea lo mismo de antes.

Antes se veía un basural en Cajamarca, tal vez esto cambie y cambiemos todos. Tal vez, con los valores de cada persona, yo pienso que podemos cambiar.

La población debe valorar la vida teniendo en cuenta todas las medidas necesarias para no enfermarnos, porque esta enfermedad contagia a uno y todos nos contagiamos.

Una de las experiencias que me está dejando la enfermedad es la solidaridad de algunas personas, también aprendimos a valorar más la vida.

PARTE II
ALGUNAS REFLEXIONES

En el contexto sanitario

Dentro de la crisis causada por la COVID-19, los sistemas sanitarios se han visto obligados a enfrentar esta emergencia sanitaria. Para ello, han implementado estrategias que permiten brindar atención médica, hospitalización de pacientes complicados, y rehabilitación por las secuelas causadas por la enfermedad.

Al aplicar las normas emitidas por el Estado peruano durante el confinamiento, muchos de los servicios de salud fueron interrumpidos en su atención diaria, como consultorios médicos, consultorios para el control de gestantes, vacunas y tratamientos para el cáncer. No obstante, se establecieron otras alternativas para buscar la solución a esta problemática, tales como el asesoramiento a los pacientes por vía telefónica o por medios electrónicos, redirigiéndolos a consultas generales.[3]

Durante el año 2019 la OMS reportó que las principales causas de mortalidad mundial son las cardiopatías, complicaciones relacionadas con la diabetes, y las infecciones por vías respiratorias.[4] Mientras tanto, en el Perú los eventos y enfermedades de vigilancia primordial han sido la Malaria por p. vivax, el dengue, las muertes maternas y perinatales, entre otros.[5]

Todas estas enfermedades dejaron de ser prioridad en la salud pública, para que la COVID-19 pase a ser el actor principal de las muertes en el país, esta enfermedad se suma a las otras, incrementando el número de fallecidos.

Estos problemas no son los únicos por los que el país atraviesa, sumado a esto se encuentran el acceso al saneamiento básico, el analfabetismo de la población rural y los problemas como la anemia en niños y en madres gestantes. Poco antes del inicio de la pandemia se observaba una tasa de crecimiento poblacional alta en departamentos como Lima, Piura, La Libertad, Arequipa, Madre de Dios y Cajamarca.[6] Lo que ha incrementado mucho más la problemática en salud pública, causada por la COVID-19.

Durante la propagación de la COVID-19 en las regiones del país, se presentaron los peores resultados sanitarios, con un registro de muertes y contagios elevados. Toda esta problemática ha afectado la salud pública del Perú.

Otro ejemplo de los puntos débiles durante la pandemia por la COVID19, fueron las largas colas en hospitales, las áreas destinadas a la atención de las emergencias sanitarias habían colapsado. Esto se pudo observar tanto en el rubro público como en el privado, lo que encamina a un desafío por mejorar la calidad y cobertura de los hospitales del país. Sin embargo, para que se puedan desarrollar estrategias sostenibles en el tiempo y enfocadas en la mejora de la atención en salud, la gestión sanitaria debería ser una prioridad para los interesados en gobernar a futuro nuestro país.

En esta etapa de crisis mundial nació el lado negativo y positivo del ser humano, y lo que ahogaba más a nuestra población no fue la falta de oxígeno, sino los altos precios por los medicamentos, por los balones de oxígeno, y por la falta de camas en la Unidad de Cuidados Intensivos de hospitales y clínicas. Esta postal se viene repitiendo en varios departamentos del Perú, afectando a la población más vulnerable.

Sumado a estos problemas graves en el sector sanitario, los medios de comunicación anunciaban los costos elevados de algunas clínicas privadas, cantidades exorbitantes, que están fuera del alcance de la población, para la tan afectada economía peruana; pues, el afán de lucro no puede estar primero que la salud del pueblo. Para esto, debería haber normas dirigidas a controlar el precio de los medicamentos y de los servicios sanitarios que durante un estado de emergencia sean cumplidas por farmacias, boticas, clínicas y hasta por consultorios privados. De esta forma, mantener costos asequibles de forma obligatoria.

Aunque en una pandemia como esta no debería ser necesario este tipo de normas; puesto que, todo ser humano debería ser empático, voluntariamente, con el sufrimiento de otro ser humano, y jamás debería aprovecharse de su necesidad.

Actualmente, se vienen ejecutando labores científicas con el objetivo de obtener una vacuna ciento por ciento efectiva; sin embargo, una de las herramientas que han permitido contener el avance de esta pandemia han sido las campañas publicitarias de sensibilización para que la población guarde el distanciamiento adecuado, y realice un correcto lavado de manos. En estas circunstancias, los estilos de vida de la persona juegan un rol importante para prevenir la COVID-19. Cabe destacar que la adecuada alimentación, el ejercicio y un descanso apropiados favorecen el fortalecimiento del sistema inmunitario.[7, 8]

Todo ello permite promover acciones preventivas y el fomento de hábitos saludables en todos los grupos etarios, sin embargo, se deben tomar acciones con una estrategia más inclusiva para la población rural. De esta forma se promueve la prevención de la enfermedad y no se fomenta solamente la medicalización de las personas.

El acercamiento del profesional de la salud como parte de sus labores de promoción y prevención, permiten conocer las actitudes de la familia y su entorno, de tal manera que se fortalezcan los comportamientos saludables de cada uno de sus miembros y al mismo tiempo favorece la identificación de los riesgos de contagio a la COVID-19. Esta práctica preventiva —

promocional, desde el primer nivel de atención debe ser constante, especialmente en las zonas más alejadas del país, tomando en cuenta que muchas veces la población rural no tiene acceso a redes sociales.

Las actitudes y las creencias de la población juegan un rol importante para comprender la forma de actuar del ser humano frente a una crisis sanitaria como esta. Por lo tanto, la cura de la enfermedad debe ser tomada desde un enfoque más integral, que permita tomar decisiones enfocadas en la prevención de la COVID-19 hasta la cura completa de la persona y su familia. Pues la enfermedad no solo afecta a la persona físicamente, sino aqueja a su entorno, causando un impacto negativo en el estado emocional de la persona y su comunidad.

¿Y el tomógrafo?

En la entrevista a la Dra. Carmen Sánchez, imaginaba ¿por qué equipos, como un tomógrafo, tan importante en esta etapa de crisis sanitaria, no estaba operativo?

Esta poderosa herramienta es necesaria para resolver problemas sanitarios y como apoyo al diagnóstico e implica una responsabilidad significativa por parte de las instituciones de salud.[9] Y mucho más en hospitales de alta complejidad, cuya capacidad resolutiva debe favorecer la evaluación oportuna de los casos complejos de COVID-19.

No cabe duda que las decisiones políticas y estratégicas para proteger la infraestructura y el equipamiento de salud deben ser prioridad en todos los establecimientos sanitarios. Sería recomendable que nuestros hospitales tengan una evaluación trimestral de la operatividad de los equipos y dispositivos médicos, en cada uno de los servicios asistenciales; de esta forma, se podrá identificar su funcionamiento y así evitar la obsolescencia tecnológica.

El mal funcionamiento o el deterioro de los equipos y del instrumental médico atenta contra la salud pública. Se deben tomar las medidas correspondientes ante una necesidad primordial, como la de un tomógrafo operativo en establecimientos del segundo nivel de atención. Los equipos médicos de todos los hospitales del país deben estar operativos para brindar un buen servicio sanitario.

La gran lección

No cabe duda que durante toda esta etapa de crisis mundial por la COVID- 19 faltó personal de salud, como médicos, enfermeras, obstetras, técnicos de enfermería, personal de laboratorio clínico, personal de limpieza, entre otros profesionales dedicados a la atención sanitaria.

La pandemia encontró un personal sanitario mal remunerado, en condiciones laborales difíciles y en establecimientos con deficiente infraestructura y equipamiento médico.

El gran impacto fue afrontar la pandemia con pocos recursos humanos, puesto que, mucho personal sanitario fue retirado temporalmente por ser un grupo vulnerable a la COVID-19. De esta manera, se causó una crisis en la demanda para la atención.

Para brindar una atención de calidad se requieren condiciones laborales favorables que incluyan un ambiente físico ideal para las labores sanitarias diarias, trabajo en equipo, evitar la sobrecarga laboral por falta de recursos humanos en todos los niveles de atención sanitaria.[10]

Si bien es cierto la descentralización de la salud ha sido favorable para la facilitar las gestiones a nivel local, es necesario que el gobierno central priorice la capacitación técnica y gerencial de los gobiernos regionales, para el buen manejo los presupuestos asignados anualmente. Lo que evita la baja ejecución del presupuesto anual en el sector salud.

Por otro lado, la capacitación del personal sanitario y el buen desempeño no deben estar basados solo en indicadores de productividad, sino en una exhaustiva evaluación de las competencias y vocación de servicio de la persona.[11] Un potencial humano motivado y capacitado es fundamental para afrontar una pandemia que puede volver a futuro.

Estos temas son importantes y no deben ser dejados de lado. Muchos gobiernos invierten en carreteras, colegios, puentes; sin embargo, la inversión en preparar profesional sanitario capacitado ha sido dejada de lado. Si un gobierno no invierte en capital humano, la pobreza continuará abordando a las poblaciones más vulnerables. Y, lo recalco, el personal sanitario es valioso en cualquier época del año.

Durante esta pandemia hemos observado a presidentes ejecutivos, como la Dra. Fiorella Molinelli, a Ministros de Salud, como Víctor Zamora y la Dra. Pilar Mazzetti, que viajaban al interior del país. Este hecho no pasa a menudo. Sin embargo, han observado de cerca la realidad del «verdadero rostro de la salud en el Perú». Esperemos que puedan comprender la lucha del día a día del personal sanitario y de la población que, durante esta crisis, ha pedido a gritos salvar la vida de sus seres queridos.

Esta experiencia nos ha dejado no solo una gran lección, ha permitido reflexionar ante la dura realidad de la crisis sanitaria del país, la inversión limitada en infraestructura hospitalaria, recurso humano y la falta de interés política por parte del Estado peruano.

La tecnología y las *fake news*

La COVID-19 ha abierto grandes campos en la tecnología, como la telesalud y la salud móvil en el mundo.

En países desarrollados existen sistemas de inteligencia artificial como Blue Dot, el cual rastrea noticias en idiomas extranjeros con el objetivo de anticiparse a la propagación de enfermedades-[12] Mientras que Insilico Medicine, plataforma de inteligencia artificial para el desarrollo de fármacos, puesto en funcionamiento desde el 2014, ha logrado aportar de forma favorable para dar respuesta a la COVID-19 en momentos de crisis.

En nuestro país todavía hay mucho que hacer, mientras la tecnología va en ascenso en países desarrollados, debemos observar la realidad del Perú de una forma más realista, buscando el desarrollo equitativo a través del conocimiento, apoyando al sector académico para el desarrollo de la investigación científica y contribuyendo a la creación de nuevas tecnologías.

Durante la pandemia también surgieron las fake news o noticias falsas, las cuales se extendieron de forma acelerada por todo el mundo. Las redes sociales contenían datos falsos, alertas que no eran oficiales, surgiendo la llamada epidemia de la desinformación.[13]

Por otro lado, la ONU lanzó una campaña de prevención llamada «Pause», la cual tuvo como objetivo que los usuarios reflexionen acerca de los contenidos falsos, que en su mayoría estaban cargados de emociones.[14]

Para muchos, quizás haya sido divertido compartir noticias que conmovieran a la gente. Sin embargo, este problema va más allá, porque este tipo de información se puede convertir en una herramienta para el control de la población y lograr un solo objetivo «la manipulación de masas».[15]

La desinformación en las redes ha sido manipuladora y en grandes cantidades, la cuales brindaron datos falsos en las cifras de enfermos por la COVID-19 e instigaron al consumo de medicamentos no recomendados y hasta la mezcla de remedios caseros perjudiciales para la salud.

En la Unión Europea, se enfocaron en combatir la información inexacta y que tenía como fin alarmar a la población. Por tanto, los medios de comunicación serios y profesionales tuvieron un protagonismo en la neutralización de la información falsa.[16] En general, el hecho de compartir datos falsos sobre la COVID-19 puede ser más perjudicial que la misma enfermedad.

La salud materna

En el período de pandemia, el rol del obstetra ha sido crucial, puesto que se trata del personal sanitario más cercano a la población gestante. Y, en el primer nivel de atención, es quien hace seguimiento a las madres en la etapa de gestación, parto y puerperio.

En tiempos de confinamiento se trató de proteger de la COVID-19 a las gestantes y sus niños por nacer; sin embargo, los controles prenatales y los exámenes complementarios, elementos fundamentales para evitar muertes maternas, se vieron postergados poniendo en riesgo la salud del binomio madre-niño. No se tomó en cuenta que estas actividades son impostergables y deben seguir atendiendo, esto se verá reflejado en las tasas de morbimortalidad materno infantil.

Conviene resaltar que la OPS brindó recomendaciones generales para dar respuesta a la pandemia; en este caso, señalaron enfáticamente que se garantizaba el internamiento de gestantes en riesgo obstétrico.[17] Particularmente, algunos países pusieron rápidamente flujos y protocolos para la atención de gestantes; estas acciones se propusieron también para el parto y puerperio.[18] Sin embargo, en nuestro país este proceso fue lento.

En la etapa de confinamiento fue difícil que las madres de zonas rurales y de bajos recursos económicos, tengan acceso a movilidad privada, alimentación adecuada y protección contra la violencia. Estos factores, sumados a la pandemia, han limitado el acceso a los establecimientos de salud.

La salud materna en nuestro país debió estar garantizada y no relegada; puesto que somos uno de países con mayor número de muertes maternas en América Latina. Por ello, la preservación de la vida de la madre y su niño por nacer debe ser uno de los principales ejes de trabajo para las regiones del país, y, mucho más, para las localidades con mayor número de muertes maternas.

En muchas regiones del Perú, como Cajamarca, por ejemplo, que tiene una población aproximada de 475 068 habitantes en la zona urbana y 865 944 habitantes en la zona rural,[19] lo que significa que el mayor número de la población se ve concentrada en las zonas rurales de la región. De modo que, la pobreza de nuestras comunidades rurales y el acceso geográfico a los servicios de salud han sido limitantes para la atención integral de la madre gestante durante la etapa de confinamiento y de igual forma durante toda esta pandemia.

Bajo el contexto COVID, el 22 de abril del 2020, el Ministerio de Salud emite la Directiva Sanitaria N° 094-MINSA/2020/DGIESP,[20] la cual se enfoca en asegurar una atención continua de la madre gestante. Por esa razón, el Instituto Nacional de Salud, inicia una estrategia de seguimiento y monitoreo de la gestante, y pone énfasis en el reconocimiento de los signos de alarma.[21] De esta forma, las instituciones públicas hicieron uso de las redes sociales como WhatsApp, Facebook, entre otros, para instruir a las madres gestantes y sus familiares.

Las recomendaciones internacionales como las que planteó Francia a través de la teleconsulta y teleasistencia, abarcaban estrategias de atención para embarazos múltiples y de alto riesgo, así como el monitoreo del trabajo de parto y la hospitalización de gestantes COVID positivo.[22]

En la experiencia profesional, muchas madres en etapa de gestación, pertenecientes a los quintiles más pobres, especialmente, de la región Cajamarca, no cuentan con medios de comunicación telefónica; muchas de ellas no saben leer, y algunas sufren de violencia intrafamiliar; lo que las convierte en un grupo vulnerable dentro de este contexto. Sin embargo, el sacrificio del personal de salud, especialmente del obstetra, ha sido notable. Puesto que, con los escasos recursos para protegerse de la COVID-19, con la reducción de recursos humanos en los establecimientos de salud por los factores de riesgo de muchos trabajadores, han tenido que abastecerse para continuar con su labor en la atención de la salud materna; allí brindaron su mayor esfuerzo por atender y cuidar de las madres gestantes.

Estos cambios que la pandemia ha generado, invitan a discernir y valorar, la importancia que tienen todos los profesionales de la salud, no solo por el hecho de atravesar una crisis sanitaria, sino porque la salud debe ser una prioridad para el Estado peruano.

Dentro de este contexto, los profesionales sanitarios, como médicos, obstetras, personal técnico, biólogos, entre otros trabajadores que se han encontrado en primera línea, se ha visto expuestos a factores estresantes. Sin embargo, hay que dar un reconocimiento especial al personal de enfermería quienes estuvieron y continúan batallando en las Unidades de Cuidados Intensivos y han sufrido en «carne propia» el dolor de los pacientes complicados por la COVID-19. Y, tal como se puede evidenciar en las entrevistas, también hubo personal de salud que tuvo temor de enfrentar directamente la COVID-19, ¿y quién no?

Ante esta problemática, la OPS recomendó estrategias de afrontamiento al estrés, dirigidos al personal sanitario. Dentro de estas recomendaciones se incluyen la actividad física, una adecuada alimentación y formas de prevenir el contagio de la COVID-19.[23, 24]

De hecho, a corto plazo, los profesionales de la salud han tratado de informarse del manejo correspondiente a la COVID-19. Sin embargo, la información generada para actualizarse ha sido en avalancha y muchas veces dudosa; lo que ha incrementado la incertidumbre y ansiedad de los equipos sanitarios.[25]

Durante esta pandemia se ha visto expuesta la salud de muchos profesionales sanitarios, los cuales han laborado bajo presión, con recursos limitados[27]. No cabe duda que muchos han sacrificado su tiempo y su vida, y se han apartado de sus seres queridos de forma voluntaria, con el único objetivo de brindar cuidados bajo la vocación de servicio. Todo ello ha sumado la carga emocional y laboral diferente de otros tiempos.[25]

Durante la pandemia, varios profesionales sanitarios fueron relegados y menospreciados, por el temor al contagio de la COVID-19 a la población. Sin embargo, son ellos quienes batallan a diario contra un sinfín de enfermedades y no solamente contra la COVID-19.

La COVID-19, ha puesto en evidencia la fragilidad de los sistemas de salud, así como la falta de profesionales sanitarios para la atención de pacientes, especialmente con esta enfermedad. De igual forma, las consecuencias en los ámbitos social, educativo y económico son enormes. Y hoy en día los profesionales sanitarios son un recurso muy valioso en nuestro país.[26]

En la ardua labor sanitaria no hay películas que superen la realidad; no hay héroes que aprendan guiones; no hay sabios que lo conozcan todo; solo hay seres humanos reales, conscientes de que la salud de la población debe primar bajo toda circunstancia.

No cabe duda que cada uno de los profesionales de la salud se merece un reconocimiento. Faltarían libros para contar las experiencias gratificantes que cada uno de ellos vive en el día a día. Las rutinas laborales, los sacrificios familiares, las horas de desvelo en sus guardias en los establecimientos de salud, convierten a los profesionales en los verdaderos héroes sin capa. ¡Si no hay salud no hay nada!

Las mascarillas y el acceso a los medicamentos

Ante una enfermedad altamente contagiosa el personal sanitario se encuentra en riesgo de transmisión directa, si se consideran las características de las áreas de trabajo, los procedimientos sanitarios y la generación de aerosoles que se producen en las diferentes áreas hospitalarias.[28]

Es importante el cuidado y la protección permanente del personal sanitario, mientras nos protegemos de la COVID-19, otros virus se diseminan en los hospitales, tales como el virus de la influenza tipo A y otras neumonías causadas por bacterias como la tuberculosis. Esto expone diariamente al recurso humano quienes deben contar con los equipos de protección personal de forma permanente y según las áreas de riesgo de exposición.

El uso de respiradores N95 a nivel mundial ha sido tema de discusión por las autoridades de todo el mundo. Por ello, dentro de las recomendaciones generales de algunas investigaciones, señalaron que se tiene que considerar la escasez global de EPP y precisar recomendaciones posibles en el uso prolongado o reutilización de los respiradores N95.[29]

Por consiguiente, una de las empresas más grandes del mundo 3M Science Applied to Life, en su boletín técnico, mencionó que no era apropiado descontaminar los protectores faciales. Sin embargo, ante los comunicados de la OMS, la empresa 3M Science Applied to Life evaluó la descontaminación de tres modelos de protección facial, solo como último recurso, en casos de ampliar el uso de estos protectores.[30]

La utilización de forma racional de los protectores faciales puede ayudar en la pandemia COVID-19. Investigaciones han comprobado técnicas de descontaminación como el uso de UVGI (irradiación germicida ultravioleta), y otras técnicas sin resultados favorables. Por lo que, exhortan el uso de inteligencia artificial o modalidades innovadoras que identifiquen a pacientes de alto riesgo con el fin de proponer el tipo de EPP adecuado en cada caso.[31]

Durante la labor sanitaria muchos trabajadores tuvimos que comprar nuestras propias mascarillas. Esta es parte de una etapa que penosamente recuerdo; puesto que, muy a parte de los uniformes y mandiles que el personal de salud utiliza a diario, tuvimos que agenciarnos de EPP (Equipos de Protección Personal), los cuales deberían haber sido descartables, pero en la realidad peruana, son lavables. Las mascarillas descartables son usadas por el personal de salud durante un turno equivalente a doce horas diarias, mientras que las recomendaciones internacionales indican que el uso de mascarillas solo debe hacerse durante ocho horas diarias. Todo ello expone a cada uno de los trabajadores a lesiones cutáneas en el rostro y al riesgo de contagio por la COVID-19.

Sin embargo, esto no desmotiva al personal sanitario; por el contrario, esperamos que, en el futuro, el Estado brinde equipos completos y adecuados, o tal vez sea para la próxima pandemia.

Mientras tanto, la población debe seguir cuidándose de forma permanente, debe utilizar las mascarillas quirúrgicas, recomendadas para uso social. Y el personal de salud debe continuar comprando las mascarillas KN95 que han sido de protección durante el contacto directo con los pacientes; puesto que, hoy en día, hay que tratar a todo paciente como sospechoso; ya que no sabemos, ciertamente, quién es positivo a la COVID-19. Un paciente puede traer el resultado de una prueba rápida negativa; mientras que su prueba molecular es positiva, esto ha generado mucha controversia.

Agregando a lo anterior, ante la crisis sanitaria, muchos investigadores han mostrado interés por buscar un tratamiento para la COVID-19. La OMS ha tratado de responder mediante el ensayo clínico «Solidaridad». Este ensayo internacional es considerado de mayor extensión mundial, puesto que cuenta con 11 266 participantes distribuidos en 405 centros hospitalarios de todo el mundo. Su objetivo se centró, principalmente, en

los efectos de los medicamentes como el Remdesivir, Hidroxi-
cloroquina, Lopinavir e Interférón, los que tuvieron poco efecto
sobre la COVID-19.[32, 33,34]

Por otra parte, un gran aporte de las farmacéuticas Pfizer y
BioNTech muestran que sus vacunas contra la COVID-19 tienen una efectividad del 95%. Estas incluyen la protección a mayores de 65 años y no presentan efectos secundarios.[35] Y ahora
solo queda esperar que las vacunas tengan un acceso equitativo
en países vulnerables como el nuestro y que se llegue a vacunar
a toda la población, con prioridad al adulto mayor.

Asimismo, se debe destacar que el enfrentamiento directo a
la COVID-19 a nivel mundial ha sido biologista, hospitalocén-
trica, y medicalizada, y se ha caracterizado por el seguimiento
epidemiológico de los casos presentados.[36] Ante este escenario,
el personal de salud no solo se ha enfrentado en primera línea
a la COVID-19, sino a la racionalización de los equipos de protección, a la falta de camas en hospitalarias y a la falta de gestión
eficiente por el gobierno central.

De una parte, los medicamentos para pacientes con diagnóstico de COVID-19 no han mantenido un precio exacto en
las farmacias del sector privado, y, por la gran demanda, hubo
un desabastecimiento considerable; fenómeno que enmarca una
barrera de accesibilidad a la salud pública.

De otro lado, ante los temores generados por la COVID-19,
mucha gente optó por automedicarse usando desde vitaminas
hasta desinfectantes,[37] poniendo en riesgo su salud y la de sus
familiares. Es por ello, que la población en su desesperación por
buscar la cura milagrosa para la COVID-19, han hecho mal uso
de algunos fármacos y han caído en complicaciones graves por
la enfermedad.

En este sentido, frente a la desesperación de la población, el sector privado elevó once veces los costos de los fármacos para el tratamiento de la COVID-19 en los casos leves, como la ivermectina, azitromicina y la hidroxicloquina.[38]

Asimismo, hubo una alta demanda de oxígeno en el Perú, con un Gobierno que tuvo respuestas lentas ante la crisis; solo dio prioridad al uso del oxígeno luego de ochenta y cinco días de la emergencia sanitaria, mediante el Decreto de Urgencia N° 066-2020.[39,40]

El acceso a los medicamentos y el oxígeno ha sido sobre la base de los ingresos económicos de los pacientes, o de los familiares, quienes no estuvieron a un nivel asequible. Para muchos peruanos, la «salud no tiene precio»; sin embargo, en una etapa de pandemia, tuvo más que un precio razonable.

La solidaridad encarnada

Muchos médicos, como el Dr. Pedro Lovato, han dedicado su carrera profesional al servicio de la población. Y hoy, el gremio médico ha enfrentado con valor la crisis sanitaria.

En el Perú se destacó la permanente labor de los médicos frente a la pandemia, quienes como todo el personal de salud se han enfrentado a la escasez de insumos, la falta de recursos económicos y una lenta gestión gubernamental. Sin embargo, en el momento de la crisis fue aprovechada para abrir puertas de colaboración entre los Colegios Médicos del Perú, los cuales se han dado la mano para evitar muchas muertes de sus agremiados. Este modelo debió llevarse a cabo por los demás colegios profesionales del país y con apoyo del Estado.

Por otra parte, a esta crisis se sumaron las protestas sanitarias por falta de insumos y equipos médicos en todo el país.

Cabe destacar que la información oficial emitida por el Colegio Médico del Perú, al 06 de enero del 2021, ha informado que 257 médicos fallecieron a causa de la COVID-19, 30 médicos fueron internados en el área UCI y un total de 11 856 contagiados por la COVID-19. Habiéndose presentado un gran número de casos en Lima, La Libertad y Arequipa.[41]

En circunstancias como esta ha nacido la solidaridad y compañerismo dentro el gremio médico. En estos relatos se pueden evidenciar que la ayuda no solo se limitaba a un aporte económico sino a las coordinaciones regionales y nacionales, entre los colegios profesionales; de esta manera, se evitaron muchas complicaciones y muertes. A pesar de ello, los esfuerzos muchas veces fueron en vano.

Es necesario hacer una reflexión ante el cambio urgente de los servicios sanitarios, y hay que hacer hincapié en «salvaguardar la salud de los trabajadores», como un derecho laboral en épocas de crisis como esta. Es aquí donde se deben privilegiar las medidas preventivas ante los riesgos causados por la COVID-19. Con el fin de contribuir a la construcción de entornos de trabajo saludables, evitar muertes, y proteger la vida de quienes salvan vidas todos los días.

Humanar en tiempos de pandemia

María Moliner, autora del Diccionario del uso del español, define la palabra 'humanar' como: 'hacer las cosas de la forma más humana'. Por tanto, la humanización de la salud, aborda una atención integral, la cual incluye la protección y promoción de la salud.[42] En este contexto, cuando apareció la pandemia, muchos paisanos quisieron retornar a sus hogares, puesto que, hubo un congelamiento en la economía peruana, y en las atenciones médicas especializadas centradas en la capital. Esto no permitió la continuidad de las atenciones de pacientes de provincias que llegan a la capital con el único propósito de llevar un tratamiento oncológico, neurológico, de cirugías de alto riesgo, o de otras especialidades médicas con las que no cuentan en sus lugares de origen.

El retorno de muchos paisanos a sus hogares ha sido muy doloroso. Los canales de noticias mostraban la cruel realidad en la que niños, mujeres, ancianos y hasta madres en etapa de gestación y lactancia, caminaban miles de kilómetros para retornar a sus hogares de origen. En estos momentos, sus vidas no solo estaban expuestas a la COVID-19, sino a otras enfermedades, a la violencia, al hambre y a la muerte. Fueron épocas de mucho dolor. ¡Es un problema que solo en la pandemia se pudo evidenciar!

Mucho más se dio en un país con una larga historia de corrupción, y que solo en épocas de pandemia nos hemos dado cuenta de la carencia de infraestructura hospitalaria, de carreteras, de potencial humano, y, mucho más, de la falta de humanidad que tuvieron muchas autoridades ante el sufrimiento del pueblo.

Mientras en otros países se pudo observar que sus pacientes eran trasladados de ciudad en ciudad para salvarles la vida, en nuestras regiones, no hubo camas suficientes para más hospitalizados.

Es aquí donde tendríamos que hacernos algunas preguntas como: ¿qué se hace con el dinero de los impuestos?, ¿son manejados por autoridades corruptas o por autoridades honestas?

Cuán importante es tomar conciencia de lo trascendental de saber elegir a nuestras autoridades; porque en estos momentos, de crisis sanitaria, la autoridad debe ser la responsable de velar por la salud de la población. Si la autoridad no está preparada para ello, entonces se afectará la salud pública y no se podrá controlar la pandemia u otra enfermedad de similares efectos sanitarios a futuro.

Como pueblo, no debemos estar acostumbrados a recibir regalos para elegir a una autoridad, para ello debemos conocer su hoja de vida, saber cómo ha sido responsable con su familia, con su preparación profesional, con sus valores éticos ante la sociedad. Si no es responsable con su familia y con todos los aspectos antes mencionados, ¿cómo va a ser responsable con su pueblo?

Cuando se presentan los verdaderos problemas, como enfermedades o pandemias, los únicos perjudicados seremos nosotros, el pueblo.

Esperemos que en el futuro estas situaciones no se vuelvan a repetir; que hayamos aprendido de nuestros errores. Para eso, debemos mantenernos unidos, preparados y vigilantes como sociedad; es nuestro deber conocer bien a quienes elegimos como gobernantes; puesto que, más adelante, no sabemos si volveremos a pasar por otra enfermedad de gran magnitud. Y es a partir de esta pandemia cuando se verán verdaderamente las gestiones en favor de la salud de la población.

¿Y la educación?

La educación también ha sido afectada en tiempos COVID-19. Se ha producido el cierre masivo de instituciones en más de 190 países del mundo.[43] Los profesionales de la educación inicial, primaria, secundaria y universidades han sido forzados a aplicar una modalidad educativa a distancia sobre la base de recursos tecnológicos.[44] El cual tiene muchas ventajas como el ahorro económico en el desplazamiento a las instituciones, horarios flexibles; sin embargo, a pesar de estas ventajas se han encontrado dificultades en el acceso a la educación virtual.

En un estudio realizado en colaboración con los Ministerios de Educación de Perú (MINEDU), El Salvador, Costa Rica y el Instituto de Bienestar Familiar en Colombia, junto con el Banco Interamericano de Desarrollo e Innovaciones para la Acción contra la Pobreza, señalan las consecuencias en el aprendizaje sobre todo en las poblaciones económicamente vulnerables. Indican que los efectos más graves de la pandemia se han enfocado en el aprendizaje de los estudiantes. De este estudio, 62 837 cuidadores encuestados manifestaron un síntoma de deterioro de la salud mental.[45]

Se han buscado estrategias de soporte tecnológico en la educación, como principal conexión entre los alumnos y docentes, a pesar de la distancia.[46] Sin embargo, se debe promover el acceso educativo para todos, donde los alumnos cuenten con ambientes confortables e infraestructura adecuada y moderna.

Las instituciones educativas más afectadas, han sido los países en vías de desarrollo como el nuestro. En el contexto COVID, la UNESCO ha identificado brechas en la distribución de docentes en regiones de mayor pobreza.[47]

Para comprender el contexto educativo en Cajamarca se conversó con la profesora Irina Chauca, quien hace una reflexión sobre las dificultades atravesadas en esta etapa de pandemia y aborda problemas muy comunes que se repiten en el interior del país, como son la falta de servicios básicos, entre ellos, la energía eléctrica. A esta situación se ha sumado el acceso geográfico como una gran dificultad para llegar a los niños que tienen las ganas de seguir aprendiendo.

En un país como el nuestro, con bastantes recursos naturales, aún existe el analfabetismo, desigualdad que sigue sigue perenne, y que requiere ser prioridad de la agenda política del Perú.

En esta etapa de crisis sanitaria, ha empeorado la educación del pueblo, gracias al desinterés político que esperemos no perdure para siempre.

Esta situación no hace más que incrementar los problemas de educación y salud que viene arrastrando el país a través de su historia. A esta realidad se suman muchos estudiantes que no cuentan con espacios físicos adecuados, equipos tecnológicos y mucho menos internet para beneficiarse de las clases a distancia.[48]

Entonces me preguntaba: ¿por qué repartir tabletas electrónicas en los lugares más pobres del país? si ni siquiera podemos mitigar el hambre y la anemia en los niños peruanos. Los esfuerzos deben estar centrados en reducir estas desigualdades sociales que tanto daño harán a las futuras generaciones de peruanos.

Ante esta crisis, los docentes y alumnos han tratado en lo posible de superar estas circunstancias. De igual manera, cada estudiante, desde el nivel inicial hasta el nivel universitario continúa haciendo un gran esfuerzo por cumplir con las clases a distancia, a pesar de los problemas económicos que enfrenta cada uno de sus hogares.

Otras instituciones que enfrentaron la COVID-19: Bomberos, Serenazgo, Policía Nacional del Perú

La Compañía de Bomberos, el Serenazgo y la Policía Nacional del Perú son las instituciones más reconocidas por la población. Hoy en día, no solo se puede evidenciar la necesidad de equipamiento con las que han tenido que luchar frente a una pandemia, sino que vienen arrastrando otras necesidades, como recursos humanos y logísticos, con los cuales han lidiado por mucho tiempo para poder atender a la población, porque no solo trabajan apagando incendios, sino que atienden toda clase de emergencias.

Ante la participación en conjunto de estas Instituciones al servicio de la comunidad, existe una sola misión en pro de la vida, y esto refleja el compromiso en las actividades que desarrollan a diario y sumando a esto los nuevos problemas que se presentan por la actual crisis sanitaria.

Estas instituciones, han logrado formar una sola barrera para afrontar la COVID-19. Esta pandemia ha originado nuevas funciones destinadas a la protección de la población. Ante este desafío se generaron oportunidades, lazos de integración interinstitucional, y, por qué no decirlo, una oportunidad de cambio.

En medio de las dificultades, los miembros de estas Instituciones, se han expuesto a los contagios por la COVID-19, pero ello no los ha detenido. Siguen trabajando en forma voluntaria, sin otro compromiso más que actuar por el bienestar de la población.

En este contexto, el Ministro del Interior Gastón Rodríguez anunció que hasta junio de 2020 hubo más de 11 000 policías contagiados y 200 fallecidos por la COVID-19. Por su parte, el Comandante General del Cuerpo de Bomberos Voluntarios del Perú, Antonio Ponce de la Jara, informó que, hasta febrero de 2021, hubo más de 1 600 bomberos contagiados por COVID-19 y 48 han fallecido a causa de esta enfermedad.[49,50]

Cada uno de estos luchadores ha dado respuesta favorable a la mayor emergencia del Perú. Sin lugar a dudas, se han organizado para responder profesionalmente ante la crisis actual; pero aún tienen grandes desafíos: continuar con las acciones de monitoreo, patrullaje y acudir al llamado ante cualquier emergencia que se presenta.

La subgerente del Serenazgo de Seguridad Patrimonial, Michelle Cerna Galvez, nos enmarca la dura realidad por la que han pasado; sin embargo, han logrado el apoyo de diferentes instituciones para continuar con el trabajo durante esta crisis. Menciona también la rápida respuesta para organizarse. Al respecto, señaló acciones que se realizaron en Cajamarca para afrontar la pandemia:

1. Capacitación por entidades especializadas orientadas a prevenir contagios por la COVID-19.
2. Creación de un albergue provisional en Cajamarca a cargo de la Municipalidad Provincial de Cajamarca.
3. Brindar apoyo emocional a las personas en estado de vulnerabilidad.

Ante la desigualdad social y la crisis que afronta el país, ha sido necesaria la articulación de instituciones públicas y privadas, organizadas bajo la dirección de un liderazgo proactivo.

Este grupo de trabajo ha estado a cargo del control de cuarentenas; ha trabajado en evitar las muchedumbres, toques de queda y reuniones sociales que causen disturbios durante la pandemia. Al igual que la población sanitaria, ha trabajado con recursos de protección personal limitados; lo que ha generado el incremento del estrés y la carga laboral.[51]

Cada uno de los colaboradores de estas instituciones ha sumado esfuerzos, ha identificado desafíos y ha sabido aprovechar las oportunidades para salir de esta crisis sanitaria.

Superhéroes de la limpieza pública

Vivimos en una sociedad acostumbrada a tirar la basura a las calles, como si esa basura se fuese a desintegrar, no quisiera generalizar, pero, tal vez lo hemos hecho alguna vez. Este problema se incrementó durante la pandemia y mucho más en la etapa de confinamiento.

El personal que salía a limpiar las calles, a recoger la basura, tuvo los mismos problemas que todas las entidades públicas. Sufrieron la misma enfermedad: se infectaron por la COVID-19.

Estos son los personajes de los que muy poco se habla, los que vemos pasar recolectando la basura de casa en casa, tan solo con el objetivo de tener una ciudad limpia. Son héroes salieron a las calles arriesgando sus vidas, durante una etapa de crisis, para evitar que la ciudad se infeste de otras enfermedades perjudiciales para la salud. Y, tal como menciona la Sra. Gregoria Saucedo, tuvo miedo, tan igual que otro ser humano.

Muchos trabajadores de limpieza pública en Cajamarca se contagiaron, y, como existen los superhéroes, fueron ellos los que tuvieron que redoblar esfuerzos para encargarse de todo.

Trabajadores que arriesgan su vida cuando no sellamos bien las bolsas de basura. Estas bolsas cargan vidrios rotos, fragmentos cortantes. La mayoría de la población no toma conciencia del peligro que puede causar a los trabajadores de limpieza pública.

En esta pandemia tuvieron que decirnos que teníamos que colocar alcohol o lejía encima de las bolsas de basura, puesto que, muchos de los trabajadores de limpieza pública se contagiaron.

Tenemos que tomar conciencia y tener más empatía con los trabajadores de limpieza pública. Debemos ser conscientes de colaborar con nuestros hábitos de vida y dejar los malos comportamientos que tenemos, por ejemplo, muchas veces preferimos tirar la basura a las calles, antes que guardarla en nuestros bolsillos y luego botarla en los botes de nuestras casas.

Si queremos agradecerle a este grupo de personas que limpiaron los desechos en pandemia, deberíamos cambiar nuestras conductas egoístas. ¿Qué hubiese pasado si todo este grupo de trabajadores se hubiese contagiado? probablemente, hubiésemos llegado a un mayor contagio. No olvidemos que nuestras calles son nuestro hogar; allí juegan nuestros hijos, pasean los ancianos, caminas tú, camino yo.

Necesitamos propuestas para mantener una ciudad limpia, que se caracterice por sus áreas verdes y sus ríos limpios, y hacer de Cajamarca una ciudad amigable con el medio ambiente y con la salud pública.

PARTE III

REMEMBRANZA A NUESTROS MEMORABLES HÉROES

«Basta un instante para hacer un héroe y una vida entera para hacer un hombre de bien»

Paul Brulat (1866-1940)

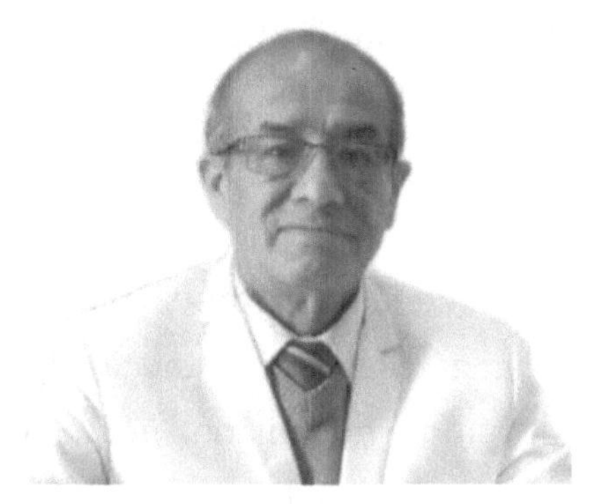

Enrique Octavio Marroquín Osorio
Hospital Regional Docente de Cajamarca
(1952- 2020)

La presente remembranza está dirigida al compañero cuya trayectoria laboral ha dejado huella en cada uno de nosotros.

Nació el 22 de marzo de 1952, en Pacasmayo – región La Libertad. Se casó con la abogada Rocío Ramírez de Marroquín, con quien tuvo dos hijos: Jorge Enrique y Diana Marroquín Ramírez; ambos ya mayores de edad, profesionales, y que uno de ellos, su hijo varón, ha seguido sus pasos de profesión, dado que es médico cirujano, especialista en Cirugía General y quien últimamente lo hizo abuelo por el nacimiento de una hermosa nieta, nacida en Perú y de madre colombiana.

Estudió en la Escuela Primaria de Varones Enrique Valenzuela de la ciudad de Pacasmayo. La Secundaria en la Gran Unidad Escolar Ricardo Bentín sus estudios superiores los realizó en la Universidad Mayor de San Marcos, de la cual egresó el 06 de abril de 1982.

Posteriormente, realizó estudios de especialidad en Epidemiología en la Universidad Peruana Cayetano Heredia, de cuya casa superior egresó en mayo de 1996. También realizó estudios de Maestría en Salud Pública, en la Escuela de Postgrado de la Universidad Nacional de Cajamarca, durante los años 2004 al 2005.

Como médico cirujano se inició realizando SECIGRA en el Centro de Salud de Chilete, de la provincia de Contumazá, departamento de Cajamarca. Allí permaneció desde el 01 de abril de 1981 al 31 de diciembre del mismo año.

Posteriormente, en calidad de contratado, como médico jefe del Centro de Salud de Chilete, desde el 01 de enero de 1982 al 30 de noviembre de 1984.

A partir del año 1985 hasta la actualidad, ha laborado en esta institución, el Hospital Regional Docente de Cajamarca. Inicialmente contratado por el entonces Hospital de Apoyo N° 1 de Cajamarca y posteriormente nombrado como médico asistente del Servicio de Medicina en el entonces Hospital de Apoyo Cajamarca – UTES Cajamarca Celendín - Hualgayoc.

Durante su trayectoria profesional, ha laborado en condición de destacado en diversas instituciones públicas: en la Unidad Departamental de Salud Cajamarca, la Dirección Regional de Salud de Cajamarca y el MINSA.

Hospital Regional Docente de Cajamarca, entre otros cargos ocupados, se ha desempeñado como director adjunto durante el periodo octubre de 1993 hasta abril de 1996; en noviembre del 2011 hasta el 2013 estuvo a su cargo la Oficina de Epidemiología, y posteriormente desde el 2016 hasta su fallecimiento.

En la Unidad Departamental de Salud Cajamarca, como médico destacado, ha ocupado el cargo de director de Programas Especiales y de Vigilancia Epidemiológica; responsable departamental de Vigilancia para la erradicación de la poliomielitis; supervisor nacional del Programa Nacional Ampliado de

Inmunizaciones; director nacional del Proyecto de Atención Primaria Cajamarca; director del Centro Médico Comunal de la Municipalidad Provincial de Cajamarca.

En la Dirección Regional de Salud Cajamarca, ha sido coordinador subregional del Programa Salud Básica Para Todos; director ejecutivo de Salud de las Personas; gerente de Red de Salud Cajamarca I; jefe de la Oficina Regional de Epidemiología e Información Gerencial de la Dirección Regional de Salud Cajamarca.

En el MINSA, ha sido asesor de Despacho Ministerial y encargado de la Dirección de la Oficina de Descentralización, desde octubre de 2009 a septiembre del 2011.

Accedió mediante Concurso Público a ocupar la plaza de director general de la Dirección Regional de Salud de Cajamarca, desde febrero de 2004 hasta febrero 2007 y ratificado por única vez, desde marzo de 2007 a septiembre 2008. También ha sido director médico del Hospital de Solidaridad el Agustino de la Municipalidad de Lima Metropolitana, desde noviembre del 2013 hasta abril de 2014.

Su participación en investigaciones dirigidas a la prevención de enfermedades en Chimbote, Piura, Abancay, Cajamarca y Amazonas, ha sido notable en la lucha contra la leishmaniosis, cólera, malaria, y poliomielitis

En la Universidad Nacional de Cajamarca (1986 – a la fecha) ha ejercido el cargo de docente en la Escuela Académico Profesional de Medicina Humana de la Universidad Nacional de Cajamarca.

Ha sido numerosas veces reconocido, felicitado y galardonado por diversas entidades públicas y privadas. Dentro de ellas, el MINSA, la DIRESA Cajamarca, Hospitales de la Solidaridad y el Hospital Regional Docente de Cajamarca, dentro de las entidades más relevantes. Todo esto lo hizo merecedor al respeto y consideración de sus colegas, amigos y autoridades, por sus dotes, habilidades, capacidades, contribuciones técnicas, su permanente desprendimiento para la enseñanza, de docencia en funciones y para el manejo adecuado de las oficinas y dependencias que estuvieron a su cargo.

A pesar de tener su salud en condiciones delicadas debido a la diabetes e insuficiencia renal, su fortaleza se ha reflejado en su labor profesional.

En marzo del 2020, cuando apareció el primer caso de la COVID-19 en el país conocedor de esta enfermedad, predijo lo que venía y se refugió en su hogar manifestando: «Esto es solo cuestión de tiempo mientras no haya vacuna tarde o temprano me alcanzaría». Debido a esta pandemia y las comorbilidades que padecía no pudo superarlo.

El 28 de agosto del 2020, siendo las 6:30 p. m., dejó este mundo tras su dura lucha en la Unidad de Cuidados Intensivos

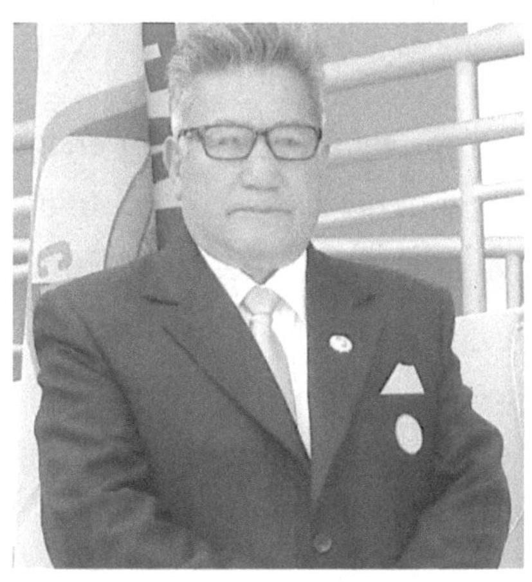

Almanzor Sáenz Casanova
(1951 2020)

El señor Almanzor nació el 5 de junio de 1951 en el distrito de Asunción, departamento de Cajamarca, siendo sus padres Emilio Sáenz Ángulos y Teodomira Casanova Terrones. Estudió su primaria en la Escuela Estatal de Varones Número 101, en Asunción. Su secundaria en el glorioso Colegio San Ramón de Cajamarca.

Estudió en la Universidad Nacional de Cajamarca, en la Facultad de Educación, concluyendo sus estudios en el año 1977 y graduándose en el año 1979 con el título de licenciado en Educación, área de Ciencias Físicas y Matemáticas. Se comprometió con Ana Saucedo Vega; fruto de ese compromiso nacieron sus hijos Gladys Violeta Sáenz Saucedo (profesora), Juan Carlos Sáenz Saucedo (ingeniero civil), Luis Alberto Sáenz Saucedo (ingeniero de sistemas) y Bessy Mariluz Sáenz Saucedo, obstetra. Después de treinta y scis años de convivencia, deciden casarse civil y católico en el año 2006.

Trabajo

Radio Atahualpa, como locutor operador en los años 1976 hasta 1981. Por el año 1984 inicia su trabajo como docente en el Colegio Nacional de Menores y Adultos San Marcos. Luego, en abril del año 1988 se asigna al glorioso San Ramón de Cajamarca; en paralelo, comienza otros trabajos en instituciones educativas privadas de calidad académica universitaria como:

- Instituto Antonio Guillermo Urrelo de la Universidad Nacional de Cajamarca, 1978.
- Colegio Nacional La Merced, 1985.
- Promotora de Servicios Educativos y Culturales Amauta, 1988 hasta 1989.
- Academia Preuniversitaria Ramón Castilla, 1989.
- Instituto Educativo Particular Mariano Ibérico Rodríguez, 1990 hasta 1995.
- Academia Premedicina San Fernando y Centro Educativo, 1996-1998. desempeñándose como director.
- Academia la Pre de los Profesores, 1999.
- Academia Ingeniería, 2006.
- Instituto Educativo Particular Graham Bell, 2014- 2020, como director.
- Academia Preuniversitaria 2ASC, como director y dueño de la academia.

Cargos que ha desempeñado

- Supervisor provincial de Educación en San Marcos.
- Coordinador responsable del Centro Piloto Bachillerato San Ramón.

- Vicedecano del Colegio de Periodistas de Cajamarca.
- Alcalde vecinal del barrio Santa Elena en 1996 hasta 1998, concluyendo sus obras propuestas en su gestión como la plataforma Santa Elena y pavimentación de las calles.
- También se desempeñó como periodista radial y televisivo.
- Colegiado como periodista en el año 1982 y trabajó en los canales: AS-TV, canal 41, en el año 2015 hasta el 2018, en el programa Entrevistas.
- Laboró en TV Norte, canal 21, Ondas deportivas y en el canal 45.

Reconocimientos y concursos en donde participó como docente y periodista

- Líderes del Saber, ganador de tres años consecutivos 2006, 2007 y 2008.
- Diploma de honor por su destacada labor académica, en 1988.
- Diploma de honor por las Olimpiadas Escolares de Matemáticas 1988.
- Diploma de honor por las Olimpiadas Escolares de Matemáticas 1988.
- Animador en la Feria Escolar Regional de Ciencia y Tecnología en 1989.
- Diploma de honor en su responsabilidad en el trabajo docente y servicio profesional.
- Felicitaciones por la coordinación de la Comisión Organizadora de la Novena Feria Escolar Nacional de Ciencia y Tecnología, 1999, Colegio San Ramón.

- Diploma de honor a su responsabilidad en el trabajo docente y servicio profesional.

- Reconocido como periodista deportivo, mejor narrador 2000, los mejores del año 2014, ganador en líderes emprendedores.

- Reconocimiento por la UGEL Cajamarca por su labor profesional, 2016.

- Todo cargo que desempeñó lo hizo con mucho cariño honestidad, responsabilidad y mostrando gran profesionalismo y calidad humana, dejando un camino de respeto y honor que quedó, queda y quedará como ejemplo para toda su familia y las personas que lo reconocieron. Falleció el primero de agosto del 2020, a las 13:30 horas, en el Hospital Simón Bolívar, víctima del virus COVID-19.

REFERENCIAS BIBLIOGRÁFICAS

1. Valdés P. R., Cámera L.A, De la Serna M., Abuabara-Turbay Y., Carballo-Zárate C., Hernández-Ayazo H. Ataque al personal de la salud durante la pandemia de COVID-19 en Latinoamérica. FIMI. 2020; vol. 45(3):1-15.

2. Maguiña Vargas Ciro. Reflexiones sobre el COVID-19, el Colegio Médico del Perú y la Salud Pública. Acta méd. Perú [Internet]. 2020, enero [citado 2021, enero 02]; 37(1): 8-10. Disponible en: http://www.scielo.org.pe/scielo.php?script=sci_arttext&pid=S1728-59172020000100008&lng=es.

3. OPS (Organización Panamericana de la Salud). [Página principal en Internet]. Washington, DC: Oficina Regional para las Américas de la Organización Mundial de la Salud; c2020 [02 de enero de 202]. [Aprox. 1 pantalla]. Disponible en: https://www.paho.org/es/noticias/17-6-2020-covid-19-afecto-funcionamiento-servicios-salud-para-enfermedades-no

4. OMS. La OMS revela las principales causas de muerte y discapacidad en el mundo: 2000-2019. [on-line] 2021 [Consultado 25 febrero 2021];Disponible en: https://www.who.int/es/news/item/09-12-2020-who-reveals-leading-causes-of-death-and-disability-worldwide-2000-2019

5. MINSA. Boletín Epidemiológico del Perú 2021. [Revista on-line] 2021 [Consultado 23 febrero 2021]; 30(4). Disponible en: https://www.dge.gob.pe/epipublic/uploads/boletin/boletin_20214.pdf

6. MINSA. Análisis de Situación de Salud del Perú, 2019. [Página principal en Internet]. Perú. Edwin Napanga; c2018 [02 de enero de 202]. [Aprox. 116 pantallas]. Disponible en: https://www.dge.gob.pe/portal/docs/asis/Asis_peru19.pdf

7. Flórez G., Lujhon, G. Pandemia Covid-19: ¿Qué más puedo hacer? Rev. Fac. Med. Hum. [Internet]. 2020, abril [citado 2021, enero 02]; 20(2): 175-177. Disponible en: http://www.scielo.org.pe/scielo.php?script=sci_arttext&pid=S2308-05312020000200175&lng=es. http://dx.doi.org/10.25176/rfmh.v20i2.2941

8. Villaseñor López, Karen et al. Cambios en el estilo de vida y nutrición durante el confinamiento por SARS-CoV-2 (COVID-19) en México: un estudio observacional. Revista Española de Nutrición Humana y Dietética, [S.l.], v. 25, p. e1099, oct. 2020. ISSN 2174-5145 [Fecha de acceso: 02 enero 2021]. Disponible en: http://renhyd.org/index.php/renhyd/article/view/1099

9. CAMACHO-COGOLLO, J.E.; TORRES-VELEZ, D.M. y CHAVARRIA, T. Gestión de equipos médicos: implementación y validación de una herramienta de auditoría. Rev. mex. ing. Bioméd [online]. 2017, vol.38, n.1 [citado 2021-02-09], pp.76-92. Disponible en: http://www.scielo.org.mx/scielo.php?script=sci_arttext&pid=S0188-95322017000100076&lng=es&nrm=iso.

10. OPS (Organización Panamericana de la Salud). Estudio comparativo de las condiciones de trabajo y salud de los trabajadores de la salud en: Argentina, Brasil, Costa Rica y Perú. [Internet]. 2012 [citado 2021, febrero 26]. Disponible en: https://www.paho.org/hq/dmdocuments/2012/HSS-Cond-Trab-RHS2012.pdf

11. García Cabrera, Hernán E.; Díaz Urteaga, Pedro; Ávila Chávez, Donatila; Cuzco Ruiz, María Z. La Reforma del Sector Salud y los recursos humanos en salud. An. Fac. med. [Internet]. 2015 [citado 2021, enero 02]; 76(spe): 7-26. Disponible en: http://www.scielo.org.pe/scielo.php?script=sci_arttext&pid=S1025-55832015000100002&lng=es

12. E- Health Reporter Latin America. [Página principal en Internet]. C2020 [actualizado 14 febrero 2020; citado 2 enero 2021]. [Aprox. 1 pantalla]. Disponible en: https://ehealthreporter.com/es/noticia/inteligencia-artificial-para-controlar-el-coronavirus/

13. Unesco [Página principal en Internet]. Lima. 2020. Fake News durante el COVID-19, ¿cómo identificarlos y abordarlos pedagógicamente? [citado 2021-01-03], p.1. Disponible en: https://es.unesco.org/news/fake-news-durante-covid-19-como-identificarlos-y-abordarlos-pedagogicamente-webinar.

14. Noticias ONU. [Página principal en Internet]. 2020. Reflexiona antes de compartir: ayuda a detener la desinformación viral sobre el coronavirus. [citado 2021-01-03], p.1. Disponible en: https://news.un.org/es/story/2020/06/1476742.

15. Ramón Fernández, Francisca. Comunicación y noticias falsas en relación al COVID-19: algunas reflexiones sobre la información, la desinformación y propuestas de mejora. Revista Española de Comunicación en Salud. [S.l.], p. 253-264, julio 2020. ISSN 1989-9882. Disponible en: https://e-revistas.uc3m.es/index.php/RECS/article/view/5375/3940 [Fecha de acceso: 04 enero 2021

16. EU vs Disinfo. 2020. Actualización del informe especial del SEAE: breve evaluación de las narrativas y la desinformación en torno a la pandemia de COVID-19. [online]. [citado 2021-01-03], p.1. Disponible en:__https://euvsdisinfo.eu/es/actualizacion-del-informe-especial-del-seae-breve-evaluacion-de-las-narrativas-y-la-desinformacion-en-torno-a-la-pandemia-de-covid-19-actualizacion-de-mayo-a-noviembre/_

17. OPS (Organización Panamericana de la Salud). Recomendaciones para la reorganización y ampliación progresiva de los servicios de salud para la respuesta a la pandemia de COVID-19. 2020. Versión 0.1. Disponible en: https://iris.paho.org/bitstream/handle/10665.2/52214/OPSHSSHS-COVID-19200018_spa.pdf?sequence=1&isAllowed=y

18. Marañón Cardonne, Tatiana; Mastrapa Cantillo, Kenia; Poulut Durades, Tania Margarita; Vaillant Lora, Llilian Dangelis. COVID-19 y embarazo: una aproximación en tiempos de pandemia. Medisan [Internet]. 2020, agosto [citado 2021, enero 02]; 24(4): 707-727. [Epub 15-Jul-2020]. Disponible en:http://scielo.sld.cu/scielo.php?script=sci_arttext&pid=S1029-30192020000400707&lng=es

19. Instituto Nacional de Estadística e Informática. Cajamarca, resultados definitivos. Lima; 2018. Tomo I.

20. Directiva Sanitaria para garantizar la salud de las gestantes y la continuidad de la atención en planificación familiar ante la infección por COVID-19. [citado 2021, febrero 24]. Disponible en: https://cdn.www.gob.pe/uploads/document/file/607318/RM_217-2020-MINSA_Y_ANEXOS.PDF

21. Guevara, R. La atención prenatal en tiempos de COVID-19. Rev. Peru Investig Matern Perinat, 2020; [Consultado 03 enero de 2021]; 9(3). Disponible en: https://investigacionmaternoperinatal.inmp.gob.pe/index.php/rpinmp/article/view/208/202

22. Vivanti, A. J., Deruelle, P., Picone, O., Guillaume, S., Roze, J. C., Mulin, B., Kochert, F., De Beco, I., Mahut, S., Gantois, A., Barasinski , C., Petitprez, K., Pauchet-Traversat, A. F., Droy, A. y Benachi, A. (2020). Seguimiento de mujeres embarazadas durante la pandemia de COVID-19: autoridad nacional francesa para recomendaciones de salud. Revista de ginecología, obstetricia y reproducción humana, 49 (7), 101804. Disponible: https://doi.org/10.1016/j.jogoh.2020.101804

23. OPS. Consideraciones psicosociales y de salud mental durante el brote de COVID-19. [Internet]. c2020. [cited 2021 ene 04]. Disponible en: https://www.paho.org/sites/default/files/2020-03/smaps-coronavirus-es-final-17-mar-20.pdf

24. Muñoz Zambrano, Carmen Luz; Rumie Díaz, Hossn; Torres Gómez, Gabriela; Villarroel, Julio Karla. Impacto en la salud mental de la(del) enfermera(o) que otorga cuidados en situaciones estresantes. Cienc. enferm. [Internet]. 2015, abril [citado 2021, enero 04]; 21(1): 45-53. Disponible en: https://scielo.conicyt.cl/scielo.php?script=sci_arttext&pid=S0717-95532015000100005&lng=es

25. Macaya, B., Aranda G. Cuidado y autocuidado en el personal de salud: enfrentando la pandemia COVID-19. Revista Chilena de anestesia. [Serie en Internet]. [citado 04 ener 2021]; 49(3): [about 1 p.]. Disponible en: https://revistachilenadeanestesia.cl/revchilanestv49n03-014/

26. De La Cruz-Vargas Jhony A. Protegiendo al personal de la salud en la pandemia Covid-19. Rev. Fac. Med. Hum. [Internet]. 2020, abril [citado 2021, enero 03]; 20(2): 173-174. Disponible en: http://www.scielo.org.pe/scielo.php?script=sci_arttext&pid=S2308-05312020000200173&lng=es

27. Iglesias-Osores Sebastián, Acosta-Quiroz Johana. Estrés postraumático en trabajadores de la salud y COVID-19. Arch. Prev. Riesgos Labor [Internet]. 2020, septiembre [citado 2021, enero 04]; 23(3): 363-365. Disponible en: http://scielo.isciii.es/scielo.php?script=sci_arttext&pid=S1578-25492020000300363&lng=es

28. Saavedra Trujillo, Carlos Humberto. Consenso colombiano de atención, diagnóstico y manejo de la infección por SARS-COV-2/COVID-19 en establecimientos de atención de la salud. Recomendaciones basadas en consenso de expertos e informadas en la evidencia. Infect. [Internet]. 2020, december [cited 2021 Jan 04]; 24(3 Suppl 1): 186-261.

Available from: http://www.scielo.org.co/scielo.php?script=sci_arttext&pid=S0123-93922020000500186&lng=en.

29. Kobayashi L. M., Marins B. R., Costa PCdos S., Perazzo H., Castro R. Uso extendido o reutilización de respiradores N95 durante la pandemia de COVID-19: una descripción general de las recomendaciones de las autoridades reguladoras nacionales. Control de Infecciones y Epidemiología Hospitalaria. Prensa de la Universidad de Cambridge; 2020; 41 (11): 1364–6.

30. 3M Science Applied to Life. Descontaminación de Respiradores de Pieza Facial Filtrante 3M: Consideraciones Globales. [homepage en Internet]. Canadá. c2020 [consultado 05 enero 2020]. Disponible en: file:///C:/Users/user/Downloads/multimedia.pdf

31. Boškoski I, Gallo C, Wallace MB, Costamagna G. COVID-19 pandemic and personal protective equipment shortage: protective efficacy comparing masks and scientific methods for respirator reuse. Gastrointest Endosc. 2020 Sep;92(3):519-523. doi: 10.1016/j.gie.2020.04.048. Epub 2020 Apr 27. PMID: 32353457; PMCID: PMC7184993.

32. OMS. Ensayo Solidaridad de la OMS: cómo un médico español se unió a la carrera por encontrar un tratamiento contra la COVID-19. [online]. [citado 2021-01-07], pp 1. Disponible en: https://www.who.int/es/news-room/feature-stories/detail/who-solidarity-trial-how-a-spanish-doctor-joined-the-race-for-a-covid-19-treatment

33. OMS. Ensayo clínico sobre tratamientos contra la COVID-19. [online]. [citado 2021-01-07], pp 1. Disponible en: https://www.who.int/es/emergencies/diseases/novel-coronavirus-2019/global-research-on-novel-coronavirus-2019-ncov/solidarity-clinical-trial-for-covid-19-treatments

34. WHO Solidarity Trial Consortium, Hongchao Pan, Richard Peto, Quarraisha Abdool Karim, Marissa Alejandria, Ana Maria Henao-Restrepo, César Hernández García, Marie-Paule Kieny, Reza Malekzadeh, Srinivas Murthy, Marie-Pierre Preziosi, Srinath Reddy, Mirta Roses Periago, Vasee Sathiyamoorthy, John-Arne Røttingen, Soumya Swaminathan. Medicamentos antivirales reutilizados para COVID-19: resultados provisionales del ensayo SOLIDARITY de la OMS. New England Journal of Medicine Oct; 92(3):519-523. DOI: 10.1056 / NEJMoa2023184 2020 Oct 15.

35. BBC NEWS. Vacunas contra el coronavirus: las fortalezas y debilidades de las nueve candidatas más adelantadas [online]. [Citado 2021-01-07], pp 1. Disponible en: https://www.bbc.com/mundo/noticias-55027519

36. Giovanella, L. et al. ¿Es la atención primaria de salud integral parte de la respuesta a la pandemia de Covid-19 en Latinoamérica? Trab. educ. saúde [online]. 2021, vol.19 [cited 2021-01-04], e00310142. Available from: http://www.scielo.br/scielo.php?script=sci_arttext&pid=S1981-77462021000100402&lng=en&nrm=iso

37. Calderón Carlos A., Soler Franklin, Pérez-Acosta Andrés M. El Observatorio del Comportamiento de Automedicación de la Universidad del Rosario y su rol en la pandemia de COVID-19. Rev. Cienc. Salud [Internet]. 2020 Aug [cited 2021 Feb. 26]; 18(2): 1-8. Available from: https://revistas.urosario.edu.co/index.php/revsalud/article/view/9254/8211

38. Tenorio-Mucha, Janeth; Lazo-Porras, María; Hidalgo Monroy, Alexander; Málaga, Germán; Cárdenas María Kathia. Precios de medicamentos esenciales para el manejo y tratamiento de la COVID-19 en establecimientos farmacéuticos peruanos públicos y privados. Acta méd. Peru [Internet]. 2020 julio [citado 2021 enero 08]; 37(3): 267-277. Disponible en: http://www.scielo.org.pe/scielo.php?script=sci_arttext&pid=S1728-59172020000300267&lng=es.

39. El Peruano. Decreto de Urgencia N° 066-2020. [Online]. [citado 2021-01-08], pp 1. Disponible en: https://busquedas.elperuano.pe/normas-legales/decreto-de-urgencia-que-dicta-medidas-extraordinarias-para-i-decreto-de-urgencia-no-066-2020-1867300-1/

40. France 24. [Online]. [citado 2021-01-08], pp 1. Disponible en:chttps://www.france24.com/es/20200616-peru-alta-demanda-oxigeno-atraso-sistema-salud-respuesta-tard%C3%ADa

41. Colegio Médico del Perú. Médicos con COVID 19 POSITIVO. Autoreporte. [online]. [Citado 2021-01-07], pp 1. Disponible en: https://www.cmp.org.pe/medicos-con-covid-19-positivo-autoreporte/

42. March, J. Humanizar la sanidad para mejorar la calidad de sus servicios. Rev. Calid. Asist. [Revista en línea]. 2017 [Consultado 08 enero 2021]; 32(5). Disponible en: https://www.elsevier.es/es-revista-revista-calidad-asistencial 256-pdf-S1134282X17300696

43. Cepal – Unesco. Informe COVID-19. [online]. [citado 2021-01-07], pp 1. Disponible en:chttps://repositorio.cepal.org/bitstream/handle/11362/45904/1/S2000510_es.pdf

44. Mendoza L. Lo que la pandemia nos enseñó sobre la educación a distancia. Revista Latinoamericana de Estudios Educativos (México), 2020;

vol. L. Disponible: https://www.redalyc.org/jatsRepo/270/27063237028/html/index.html

45. Loreto, G. A., Hernández, A. J., Ochoa, F. L., Maragall, J., Méndez, C., Montaño, K., Näslund-Hadley, O., Peña de Osorio, B. and Thompson, J. Educación mental remota y salud mental durante la pandemia COVID-19. 2020. Disponible en: https://blogs.iadb.org/educacion/es/educacioninicialremotaysaludmental/

46. Bracho, K. J. & Bracho, M. Ch., (2020). COVID-19: Facing the pedagogical challenge of physical attendance to virtual. Hamut'ay, 7 (2), 9-17. Disponible en: http://dx.doi.org/10.21503/hamu.v7i2.2127

47. Unesco. La educación en tiempos de la pandemia de COVID-19. Naciones Unidas. 2020. Informe COVID-19, Cepal - Unesco. online]. [citado 2021-01-07], pp 21. Disponible en: https://repositorio.cepal.org/bitstream/handle/11362/45904/1/S2000510_es.pdf

48. Murillo, F. Javier y DUK, Cynthia. El Covid-19 y las Brechas Educativas. Rev. Latinoam. Educ. Inclusiva [online]. 2020, vol.14, n.1 [citado 2021-01-02], pp.11-13. ISSN 0718-7378. Disponible en: https://scielo.conicyt.cl/scielo.php?script=sci_arttext&pid=S0718-73782020000100011&lng=es&nrm=iso

49. Gestión. Mininter: 20° policías fallecieron y más de 11 000 están contagiados con COVID-19. Gestión Perú, 15 de junio de 2020. [citado 2021-02-26]. Disponible en: https://gestion.pe/peru/coronavirus-peru-ministro-del-interior-informo-que-200-policias-han-muerto-y-mas-de-11-mil-estan-contagiados-con-covid-19-cuarentena-estado-de-emergencia-nndc-noticia/

50. Perú 21. Coronavirus en Perú: 48 bomberos fallecieron y más de 1600 están contagiados. Perú 21, 05 de febrero de 2021. citado 2021-02-26]. Disponible en: https://peru21.pe/lima/coronavirus-en-peru-48-bomberos-fallecieron-y-mas-de-1600-estan-contagiados-covid-19-segunda-ola-nndc-noticia/

51. Caycho-Rodríguez, T., Carbajal-León, C., Vilca. L. W., Heredia-Mongrut, J., Gallegos, M. Covid-19 y salud mental en policías peruanos: resultados preliminares. Acta Med. Peru. 2020; 37(3):396-8. Disponible en DOI: https://doi.org/10.35663/ amp.2020.373.1503

TÍTULOS RELACIONADOS

Las ruinas del fuego (Pedro Valbuena)

La maternidad en tiempos de coronavirus (Raquel Caspi)

Gandhi en cuarentena (Francisco Sáenz Ráez)

Crónicas de un enfermero (Nehemías Fernández)